职业资格高级培训教程

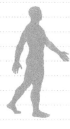

U0188282

养老护理
（医疗照护）

主编

周芬华　　潘卫群

上海科学技术出版社

图书在版编目(CIP)数据

养老护理:医疗照护 / 周芬华,潘卫群主编. —上海:上海科
学技术出版社,2019.1（2021.8 重印）
职业资格高级培训教程
ISBN 978 - 7 - 5478 - 4106 - 8

Ⅰ.①养…　Ⅱ.①周…②潘…　Ⅲ.①老年人-护理学-职
业培训-教材　Ⅳ.①R473

中国版本图书馆 CIP 数据核字(2018)第 155312 号

养老护理（医疗照护）

主编　周芬华　潘卫群

上海世纪出版（集团）有限公司
上 海 科 学 技 术 出 版 社　出版、发行
（上海钦州南路 71 号　邮政编码 200235　www. sstp. cn）

当纳利（上海）信息技术有限公司印刷

开本 787×1092　1/16　印张 11.75
字数：280 千字
2019 年 1 月第 1 版　2021 年 8 月第 3 次印刷
ISBN 978 - 7 - 5478 - 4106 - 8/R · 1673
定价：48.00 元

编委会名单

■ **主　编**

周芬华　潘卫群

■ **编　者** （按姓氏笔画排序）

杨美粉　上海健康医学院附属卫生学校金山分校

张　锋　上海健康医学院附属卫生学校金山分校

周芬华　上海健康医学院附属卫生学校金山分校

姚红英　上海市金山区众仁老年护理医院

姬　艳　上海健康医学院附属卫生学校金山分校

潘卫群　上海健康医学院附属卫生学校金山分校

前　言

> 人口老龄化进程的加快、"4－2－1"家庭结构的形成和"空巢家庭"的增多,催生了新型战略性产业(养老产业)的发展,各种高级福利院、老年护理院应运而生,面对广阔的、迅速发展的养老产业及用人市场,老年护理人才培养和专业教育迫在眉睫。"党的十九大报告明确提出要实施健康中国战略,积极应对人口老龄化,推进医养结合,加快老龄事业和产业发展,为人民群众提供全方位全周期健康服务。"《"健康上海2030"规划纲要》提出到2030年,健康融入所有政策,形成比较完善的全民健康服务体系。这都要求我们在构建完善的社会保障体系的同时,需要构建社会化长期护理体系。作为全国首批开展长期护理保险试点的15个城市之一,从2017年1月起,上海市在徐汇、普陀、金山3个区先行进行试点,1年来共有2.5万名老人申请服务,正式接受护理服务的老人达到1.4万人。从2018年1月起,已在上海全市范围内开展长期护理保险试点工作,预计2018年1年内可服务上海老人300万人次。但目前养老服务供给能力与满足老年人日益增长的多元化、多层次、高质量的养老服务需求不适应问题进一步凸显,养老护理机构普遍存在护理人员临床操作技能欠缺,具有中高级医护技能的护理员少,康复、营养、药剂等卫生专业技术人员少的问题。

> 《上海市长期护理保险试点办法》规定提供长期护理保险服务的人员,应当是执业护士,或参加养老护理员(医疗照护)、养老护理员(初、中级)、健康照护等职业培训并考核合格的人员,以及其他符合条件的人员。目前,上海市有关部门联合印发了《养老护理人员技能提升专项行动计划》,重点就健全培训工作体系、提升技能培训质量、完善补贴培训政策、加大补贴培训力度等方面做出规范,特别是在业内普遍比较关心的培训补贴方面有较大突破,包括:将实施职业技能培训补贴政策的年龄放宽到60岁以下;对经认定的养老护理从业人员,明确取得专项能力或国家职业资格证书的,按照规定标准给予80%培训费补贴。

> 为此,需进一步加强养老护理队伍建设。故我们在筹划此

书时,定位在养老护理从业人员知识与技能培训,根据养老护理(医疗照护)职业技能鉴定考核标准,开发以学员就业为导向,以实际工作任务为引领,以职业活动为单元组织实践性教学。通过项目引领,任务驱动,涵盖职业技能资格鉴定的各项要求,可供机构养老护理员在职培训学习和护理专业学生能力拓展课程的学习,以及广大社会人员系统学习相关的养老护理职业知识和技能,使学员初步具备开展养老护理工作的职业能力。

> 本书是上海健康医学院"2017年上海健康医学院附属卫校分校内涵发展专项经费"资助成果,由上海健康医学院附属卫生学校(上海市金山卫生学校)经验丰富的老师编写。本书的编写从强化培养养老护理常用技能、掌握实用技术的角度出发,较好地体现了目前最新的养老护理基础知识与操作技术,对于提高养老护理员的基本素质、掌握养老护理的核心知识与技能有直接的帮助和指导作用,内容新颖,贴近岗位,突出重点,较好地体现了适用性、先进性与前瞻性。插图通俗、简洁、易懂,容易为从业人员接受与掌握。本书共分四篇,内容包括养老护理概论、老年护理专业基础知识、老年护理常用技能及康复与急救技术基础,重点章节为第二篇和第三篇。通过学习,使读者能够了解养老护理员的职业道德及规范、老年人权益保障,养老护理内容及要求;初步了解养老护理基础知识,老年人初级医疗照护相关知识;初步掌握老年人初级医疗照护的技术操作;掌握护理记录、临终护理等基础理论和操作技能。每个章节均安排了相关课后练习内容。

> 我们是首次尝试用实际职业任务引领的理念编写教材。限于编者水平和经验,难免存在不足之处,恳切地希望广大读者批评指教,以利于编写出更好的培训教材。

编　者

2018年4月8日

目　录

■ 第二章　营造良好的居住环境 / 77

■ 第三章　生活护理基本技能 / 84

第四篇　康复与急救技术基础　　155

第一章　基本康复技术 / 157

第二章　初级急救技术 / 162

第一篇

概　论

学习目标

> 具有"老年人为本"的护理职业观，以高度的责任心、爱心、细心、耐心对待老年人。

> 了解国外老年护理保障实践的常用模式与国内老年护理保障实践的常用模式的区别。

> 熟悉人口老龄化的现状与趋势；老化、人口老龄化、养老护理的概念。

> 掌握老年人的概念、年龄标准；养老护理服务内容及从业人员的素质要求。

引导案例

　　李家夫妇是上海某区居民。夫妇俩同龄，为 78 岁，平素身体健康，无慢性疾病。其 3 个儿女均有工作，成家有后。儿女们不与父母同住，但离父母家很近。李家夫妇日常家务如买菜、做饭等都自己做。每日生活作息如外出散步、与朋友交谈、看电视等安排有序。儿女们坚持每周双休日轮流看望父母，陪父母聊天、做家务。

　　李家夫妇的隔壁邻居张阿婆是一位孤老，86 岁。张阿婆的独子在外地工作，逢年过节才能回来看望老母亲。张阿婆有糖尿病史，平时用药物控制以保持血糖稳定。每日有社区志愿者上门为其洗衣、买菜、做饭、打扫房间等。

　　问题与思考：李家夫妇和张阿婆的老年生活分别属于哪种养老方式？并说出依据。

第一章

社会老龄化与老年护理保障制度的发展

第一节

人口老龄化的现状与趋势

老化即衰老,是所有生物种类生命延续过程中的一种生命现象,生、老、病、死是存在于一切生物中的客观规律。

老化进展最快的时期是老年期,可分为生理性老化和病理性老化。前者是随着年龄的增长而逐步变化,是符合自然规律的与年龄相符的老化征象。后者是在生理性老化的基础上,受外界如疾病、营养不良或环境因素影响造成的异常老化。

按国家年龄划分的标准,世界卫生组织(WHO)对老年人年龄的划分使用两个标准:在发达国家,大于 65 岁为老年人;在发展中国家,大于 60 岁为老年人。

一、当今世界人口老龄化的现状与趋势

一是全球人口老龄化的速度加快:人口老龄化与总人口数的增长密切相关。WHO 宣布 1987 年 7 月 11 日为"第 50 亿人口日",老年人口每年以 2%的速度猛增。2002 年 60 岁及以上老年人口已达 6.29 亿,占全世界人口的 10%,预计 2050 年可达 19.64 亿,全世界的老年人口将占总人口数的 21%,平均每年增长 9 000 万。

二是发展中国家老年人口增长速度快:1950～1975 年,老年人口比较均匀地分布在发展中地区和发达地区,2000 年发展中国家的老年人口数约占全球老年人总数的 60%。预计到 2050 年,世界老年人口中约有 82%的老年人,即 16.1 亿老年人将生活在发展中地区,3.6 亿老年人将生活在发达地区。

三是全球人口老龄化的区域分布不均衡:在世界各主要地区中,欧洲一直是老年人口比例最高的地区。

四是人口平均预期寿命延长:近半个世纪以来,世界各国的平均寿命都有不同程度的增加,20 世纪末则达到 60～70 岁,一些国家已经超过 80 岁。2002 年世界平均寿命为 66.7 岁,全球 70 多个老龄化国家中,日本的平均预期寿命最长,达到 81 岁(男性 77 岁,女性 84 岁),高出全球平均值 15

岁,我国平均预期寿命已接近 70 岁,其中男性 67 岁,女性 71 岁。

五是女性老年人增长速度快:一般而言,男性老年人死亡率高于女性。如美国女性老年人平均预期寿命高于男性 6.9 岁,日本 5.9 岁,法国 8.4 岁,中国 3.4 岁。

六是高龄老年人快速增长:全球高龄老年人占老年人口总数的 16%,其中发达国家占 22%,发展中国家占 12%。我国高龄老年人口平均增长速度达 4.79%,预计到 21 世纪 40～50 年代,高龄老年人增长速度会更快。

二、中国人口老龄化的现状与趋势

进入 20 世纪 90 年代,中国的老龄化进程加快,我国在 1999 年进入老龄化社会,成为世界上老年人口总数最多的国家。2000 年我国第五次人口普查结果显示,在祖国大陆 31 个省、直辖市、自治区的人口中,65 岁及以上的老年人口已达到 8 811 万,占总人口数的比例由第四次人口大普查的 5.57%上升到 6.96%。目前我国人口年龄结构已进入老年型,面临着人口老龄化的严峻挑战。据我国民政部 2016 年 7 月 12 日印发的《2015 年社会服务发展统计公报》显示,截至 2015 年底,全国 60 岁及以上老年人口 22 200 万人,占总人口 16.1%。其中,65 岁及以上人口 14 386 万人,占总人口的 10.5%。据预测,今后 50 年,我国老年人口每年将以 3.2%的速度增长,到 2020 年我国 65 岁及以上人口将达 2.48 亿人,约占总人口的 17%。

中国人口老龄化的特征:一是我国老年人口绝对值居世界之首,至 2025 年将达到 24%,意味着世界上每 4～5 个老年人中,即有 1 个中国老年人。二是人口老龄化进程快。据统计,许多发达国家 65 岁及以上人口比重由 5%上升到 7%一般需要经历 50～80 年,我国仅用了 18 年。据 1998 年世界卫生组织人口资料统计,65 岁及以上老年人口比重从 7%上升到 14%,法国经历了 127 年,瑞典 85 年,美国 72 年,英国 47 年,日本 24 年,我国预计是 25 年左右。三是区域分布不均衡、差异大。鉴于经济发展状况,我国东部地区尤其是大城市人口老龄化的速度和程度远远快于和高于西北地区。四是农村人口老龄化问题日显突出。五是老龄人口明显呈现高龄化趋势。人口学认定低龄老人口为 60～69 岁,中龄老年人口为 70～79 岁,高龄老年人口为 80 岁及以上。我国老龄老人口以每年 5.4%的速度增长,2000 年已增长到 1 100 万,预计 2020 年将达到 2 780 万。六是女性老年人比例高。七是文化程度低。八是老年人婚姻状况稳定,丧偶率高。九是人口老龄化与经济发展不平衡。

三、上海市人口老龄化的现状与趋势

上海是全国最早进入老龄化的城市,老龄化、高龄化程度均呈高速发展趋势。早在 1979 年上海就进入老龄化城市。近 30 年来,人口老龄化程度一直处于全国的顶端。主要表现出以下几个特征:一是呈现高位快速发展态势;二是高龄化程度突出,且有较快的上升趋势;三是纯老家庭、独居老人较多;四是中心城区老龄化水平高于非中心城区;五是呈现出独生子女父母老龄化发展的趋势。

依据《上海市老年人口和老龄事业监测统计调查制度》统计,截至 2017 年 12 月 31 日,上海全市户籍人口 1 456.35 万人,其中 60 岁及以上老年人口 483.60 万人,占总人口的 33.2%;比上年增加了 25.81 万人,增长 5.6%;占总人口比重增加了 1.6 个百分点。呈现以下 4 个特点:①老龄化程度稳步提升。2017 年上海 60 岁及以上老年人口已经达到 483.60 万,比上年增长 5.6%。近 3 年来,与上一年同期相比,上海市 60 岁及以上老年人口增速分别为 5.6%、5%、5.3%,城市人口老龄化程度稳步提升。②高龄老年人口增速持续放缓。2017 年上海 80 岁及以上高龄老年人口

80.58 万人,比上年增加了 0.92 万人,增长 1.2 个百分点;占老年人口的比重则下降了 7 个百分点,占总人口比重与 2016 年接近持平。此外,上海市 16 个区 80 岁及以上人口占上海地区 60 岁及以上人口比例较 2016 年相比首次全部下降。这显示了上海市高龄老年人口数量的增长速度要低于老年人口的增速。③老年人口抚养系数再创新高。15~59 岁劳动年龄人口负担 60 岁及以上老年人口的抚养系数 2017 年达到了 58.8%,比 2016 年增加了 4.7 个百分点;从总抚养系数来看,这个比例已经达到了 77.1%,即每 1.29 个 15~59 岁劳动力要负担 1 个 60 岁及以上或 0~14 岁人口。④上海市人口预期寿命继续攀升。2017 年上海市人口预期寿命为 83.37 岁,其中男性 80.98 岁,女性 85.85 岁。

　　上海老龄化、高龄化严重,尽管政府部门主导的老年护理服务对缓解快速增长的老年护理需求起到了一定作用,但是供需矛盾仍然较大。特别是老年人口具有高患病率、高伤残率等特点,据调查平均每人有 8 年时间是带病期。根据 2003 年上海市一项老年人口状况与意愿跟踪调查,上海市老年人口生活完全不能自理率为 2.51%,部分不能自理率为 4.22%。根据这一比例,按照已经预测的老年人口数量,再分别预测出需要照顾的生活完全不能自理和部分不能自理的老年人口数量,2050 年上海市 65 岁及以上户籍老人数比 2000 年将增加 1.35 倍,而同期基本生活自理有困难的 65 岁及以上户籍老人数将增加 2.25 倍。这一方面要求有更多的人从事老年护理服务,另一方面也对专业护理技术的发展提出了更高的要求,通过提供更高水平的护理服务提升老年人的自理能力和生活质量,减少护理服务花费,减轻社会负担,从而缓解老年护理的供需矛盾。

第二节

老年护理保障制度的发展

一、国外实践经验

　　各国长期护理保险制度的建立一般都遵循的原则:一是注重政府推动,提供立法保障和财政支持;二是筹资多元化,强调社会和个人责任;三是服务体系多元化,注重提升服务质量和人员素质;四是强调护理需求评估,注重护理分类、分级制度;五是居家照护为主,机构护理为辅,注重预防护理;六是建立实物给付与现金相结合的给付政策。国外老年护理实践基础模式见表 1-1-1。

表 1-1-1　国外老年护理保障实践的常见模式

保障模式	独立保障模式(双支柱模式)	护理保险与医疗保险彻底分开,建立独立的护理保险基金
	医疗子系统保障模式(依附模式)	护理保险隶属于医疗保险制度体系框架,但护理支出与医疗支出分开,在医保基金下设立护理资金账户,实行独立核算,专款专用
	医疗保障模式(单一机制模式)	护理服务是医疗保障制度的一个待遇覆盖项目,在医保基金的支付项目设立长期护理项目,符合要求的长期护理费用由医保支付
筹资模式	社会保险模式	筹资主要来源于个人和企业缴纳的保险费
	护理保障模式	筹资来源于税收,个人无需另行缴费
	商业保险模式	参保人自愿参保缴纳保险费,保险经营者以营利为目的

(续表)

保障对象	普惠制模式	即长期护理保险适用于全体国民。实行社会福利制度的国家通常采用这种模式,如英国
	目标人群模式	即长期护理保险仅适用于护理需求较高或难以支付护理费用的人群,通常是低收入人群或一定年龄以上的人群,如日本长期介护的参保对象为 40 岁及以上的国民
	护理跟从医疗模式	医疗保障对象即为护理保障对象,如德国

■ 二、国内情况

近年来,国内关于老年护理保障制度体系的研究日益受到重视,但主要集中在理论学术研究阶段,总体倾向主要有以下几种观点(表 1-1-2)。

表 1-1-2　我国老年护理保障实践的常用模式

市场化模式	我国经济发展水平较低,城乡、地区差异较大,建立统一的社会护理保险制度条件不足。依靠政府的财政补贴来开展老年护理保险,将对各级政府财政增加较重负担。因此,在我国开展老年护理保险最好采取由商业保险公司经营模式,走市场化的道路
分步走模式	第一步,采取商业护理保险模式 第二步,由国家、企业、个人共同参与的社会基本老年护理保险和商业护理保险相结合模式 第三步,实行政府强制的全民老年护理保险模式
多层次模式	即建立集体社会保障、商业保险、社区互助等形式于一体的多层次护理保障机制 第一层为经济比较发达、居民相对富裕的地区,推行法定老年人护理保险 第二层为已经初步建立起社会保障体系的地区,可以同时采取法定老年护理保险与商业老年护理保险相匹配的双轨制 第三层为收入水平不高、社会保障体系尚不完善地区,如农村地区,采取公共财政负担的方式,开展社会医疗互助等多种辅助形式

■ 三、上海医疗保险办公室关于建立老年护理保障制度的总体构想与预期目标

(一) 指导思想与基本原则

1. 指导思想　以习近平新时代中国特色社会主义思想为指导,深入贯彻落实党的十九大精神,立足国情、体现上海特色,借鉴国际有益经验,应对老龄化社会带来的老年护理需求不断增长的现状和趋势,按照"政府主导、居家为主、机构为辅"模式,发挥政府导向作用,鼓励社会参与,整合各方资源,重视家庭责任,尽力而为,量力而行,分步实施,逐步构建和完善适应上海市实际的老年护理保障制度,促进社会和谐。

2. 基本原则　①持政府主导、有效整合各方资源;②持制度一体化,促进待遇均等化;③持依托社区、家庭为主,机构为辅;④坚持合理定位,促进各类养老护理服务有效衔接;⑤坚持分步实施、循序渐进、逐步完善。

(二) 预期目标

1. 远期目标　探索建立具有中国特色、符合上海实际的老年护理保障制度(2013 年以后):一是建立多元化的老年护理保障筹资体系;二是建立多层次的老年护理服务体系;三是建立社会化

的老年护理需求评估体系;四是建立有梯度的老年护理保障支付体系;五是建立全过程的老年护理保障制度质量管理体系;六是制定和完善相关配套措施。

2. **近期目标**　建立本市老年护理保障计划(2010~2012):按照建立老年护理保障制度远期目标的总体要求,立足缓解当前突出矛盾,在基本医疗保险制度框架内先行先试,逐步完善相应的配套制度和体系建设,为实现远期目标中的老年护理保障制度各个体系的全面建设打好基础,从而提出近阶段本市老年护理保障计划。该计划的初步设想是:利用若干年时间,整合各部门养老服务资源,对本市城乡一定年龄以上老年居民,建立以基本医保制度为依托、科学评估为基础、分级管理为支撑、分类支付为保证,适应不同老年合理需求,具有支付能力的老年护理费用补贴制度。

四、上海市长期护理保险相关政策

国家"十三五"规划纲要提出"探索建立长期护理保险制度,开展长期护理保险试点"。提供长期护理保险服务的人员,应当是执业护士,或参加养老护理员(医疗照护)、养老护理员、健康照护等职业培训并考核合格的人员,以及其他符合条件的人员。2016年6月,国家人力资源和社会保障部明确上海作为全国首批开展长期护理保险试点的15个城市之一。2017年1月1日起,上海在徐汇、普陀、金山3个区先行开展了长期护理保险试点。在总结先行试点经验的基础上,为将改革成果更多、更公平地惠及全市人民,上海市修订了《上海市长期护理保险试点办法》。并于2018年起在全市开展长期护理保险试点,老人可享受居家照护。

修订后的《上海市长期护理保险试点办法》明确,年满60周岁的职工医保或居民医保参保人员,可自愿申请老年照护统一需求评估,经评估后,评估等级为二至六级的失能老人,由定点护理服务机构为其提供相应的护理服务,并按规定结算护理费用。

护理服务有以下3类:第一类是社区居家照护,由护理人员为居家的参保老人上门提供照护服务,或者在社区日间照料中心等场所集中提供照护服务。第二类是养老机构照护,由养老机构为入住的参保老人提供照护服务。护理服务内容有40余项,涵盖了基本生活照料和常用临床护理两类。这些项目都是失能老人亟需的,又适宜在居家或养老机构开展的服务。今后,随着长期护理保险基金支付能力逐步增加、定点护理服务机构服务能力不断提升,还会继续增加相应的护理服务内容,为长期失能的参保老人提供更好的护理保障。第三类是住院医疗护理,仍按照现行的基本医保制度规定结算相关费用,即职工医保参保人员按职工医保规定执行,居民医保参保人员按居民医保规定执行。

五、上海老年护理服务的主要方式

上海老年护理服务的提供主要有5种方式:一是以老年护理院、社区卫生服务中心和其他一级医院为主为老人提供住院医疗护理、健康和临终关怀服务,目前核定床位约2.5万张,实际开放3.3万张。二是养老院提供的生活照料为主的照护服务低床位数约9万张。三是通过医院设立的家庭床位提供部分居家专业医疗护理,服务人数约2万。四是通过民政部门主导的、社会举办的、日间服务中心和社区助老服务社的社区或居家生活照料和精神慰藉服务,服务人员3.2万,服务人数约21.9万,其中享受居家养老服务补贴老人12.9万。五是由亲属、护工、志愿者提供的居家生活照料服务。虽然各类老年服务对缓解日益增长的老年护理需求起到了一定的作用,但仍然难以满足老年护理服务需求。

上海老年护理服务供需矛盾依然紧张,主要表现在五个方面:一是老年护理院等医院人满为患,长期住院情况严重。很多并不需要住院的老人长期占用大量床位,而一些真正需要住院护理的老人却住不进医院,社会各方面对此意见很大。二是部分区域养老院床位紧张,往往一床难求。特别是在中心区域,一方面人口密集,老龄化程度高,另一方面却因养老院开设成本高,能够提供的床位有限,导致养老床位供需矛盾十分突出。三是部分老人由于经济原因,虽然有护理需求,却得不到相应的护理服务。本市绝大多数老人依靠养老金,生活并不富裕,自行支付护理费用给老人和家庭带来沉重负担。四是家庭结构日趋小型化,独居老人日常生活照料令人担忧。独居老人未能在家中得到适当的照料。由于病情突发,在家中离世数日甚至数年却没有人知晓,这样的事例时有发生。五是面对城市现代化带来的生活、工作等多重压力,子女对老年人照护的功能日益弱化。目前本市多数家庭呈现"4-2-1"倒金字结构,很多子女在老人照料问题上往往力不从心,苦不堪言。

第二章

老年护理服务与服务
人员队伍建设

第一节

老年护理的有关概念、特性与服务内容

一、有关概念

老年护理学是研究、诊断和处理老年人对自身现存和潜在的健康问题反应的学科。老年护理学强调促进、保持和恢复老年健康,预防和控制各种疾病引起的残疾,促进老年人的日常生活能力,实现老年机体的最佳功能,保持人格的尊严和幸福的生活,直至生命平静地结束。

养老护理工作主要是运用生活性和技术性护理技能,完成老年人的生活护理、医疗护理、康复保健预防和心理护理等护理工作。现代养老护理强调"要从老年人生理、心理、社会适应出发,在保持个人独立及自尊的情况下提供专业性援助,对有身体功能障碍,缺乏自我照顾能力的人群,提供健康、个人照顾及社会服务",与传统养老护理"对闲居休养的老年人在生活上给与多方面的照顾,使他们更好地安度晚年"不同。

现代养老护理在我国台湾称为"长期照护",是指对失能者或失智者,配合其功能或自我照顾能力,提供不同程度的照顾措施,使其保有自尊、自主及独立性或享有品质的生活。对有身体功能障碍、缺乏自我照顾能力的人,提供健康照顾、个人照顾及社会服务。

在日本,现代养老护理被称为"介护",是指把老年人或因身心障碍而日常生活处于困难状态的人作为服务对象,对其进行专业性援助,以确保其身体上、精神上、社会适应上能获得健康的生活、成长及进步,最终达到对生活获得满意的以自立目标为目的的生活。

二、老年(养老)护理的特性

(一)改善性

通过对高龄、空巢、半失能老人及其他有身体功能障碍,缺乏自我照顾能力的人群提供专业化援助,最大限度地改善其身心机能、提高其生活质量。

（二）社会性

它需要社会系统支持,包括以下内容：提供健康服务,开展生活照料服务,提供文化娱乐服务,提供其他服务(法律咨询、老年人婚姻介绍)。因此,加快建立社区养老服务体系是当务之急。

（三）专业性

养老护理员(医疗照护)需要专业理论和专业技术支撑,运用生活性和技术性护理技能,完成老年人的日常生活护理、生活技术护理、心理护理、康复保健预防和老年人闲暇活动组织等各项工作。

（四）个体性

养老护理面对的是具体的个人,其需求和状况有个体的差异,因此要根据不同情况提供有个体差异的专业服务。

三、不同机构提供的老年护理服务内容

医疗机构(含老年护理院和社区卫生服务机构)内的老年护理内容主要包括观察患者生命体征和病情变化,正确实施治疗、给药及护理措施,观察、了解患者反应;根据患者病情和生活自理能力提供照顾和帮助;提供护理相关的健康指导。其中对于特殊护理和一级护理,还包括相关的基础护理和专科护理,如口腔护理、压疮护理、气道护理及管路护理等。

养老院分级护理服务主要以生活护理为主。一是个人卫生服务,包括帮助老人洗澡、洗脸、擦身、理发剪甲、整理床铺、清洗衣被等。二是大小便护理,主要针对大小便失禁和卧床不起的老人。三是进食服务,帮助老人饮水、吃饭、喂药。四是康复服务,帮助老人进行康复活动。五是一定的基础护理,主要是对长期卧床老人进行相应的口腔护理、压疮护理等。

居家养老：服务内容较为个体化,一般是由评估员对老人进行照料等级评估后,根据老人具体情况提出相应的养老服务建议。主要服务内容有个人清洁卫生、康复训练、洗衣、打扫房间、卧床老人生活基础护理(包括喂食、翻身、排泄监护、压疮护理、擦浴)等。

第二节

老年护理服务队伍

老年人的照顾者分布在家庭、社会和医疗机构,根据与老年人关系、工作场所、提供照护服务内容及个人专业素质的不同,可将老年人护理服务的人群分为家庭护理照护者、护工、养老护理员、助理护士和注册护士。

一、家庭护理照护者

（一）家属或亲戚

家属不是法律术语,准确地说是近亲属。根据司法解释,近亲属是指：配偶、父母、子女、兄弟姐妹、祖父母、外祖父母。亲戚是指和自己有血亲和姻亲的人。由于传统赡养模式的影响,经济条件的限制以及老年人固有的地缘、亲缘情节而不能或不愿进入养老机构,需要护理的老年人现状不容乐观。我国大多数老年人由家属照顾,所以家属的负担很重。因此,无论从老年人自身还是从照顾者方面来说,都急需来自医疗、社区等服务机构的支持和帮助。

（二）家政服务人员

家政服务人员是根据要求为所服务家庭操持家务,照顾儿童、老人、患者,管理家庭有关事情

的人员。家政服务人员主要从事的工作包括操持家务,护理老人、孕妇、产后新生儿,保育婴幼儿,护理患者等家务家政服务。

二、护工

护工是指在医院或家庭中,为慢性患者、残疾人、老人、孕产妇、婴幼儿等给与生活护理的人员,是护理人员的一个组成部分。由于护理工作的特殊性和神圣性,因此对护工有较高的素质要求,特别是有较高的职业道德修养的要求。当前由于医院护士的编制不足,大部分护工的工作场所主要是在各级医院及部分养老护理院中,护工进入家庭对老年人进行养老护理的情况并不多,而家庭养老护理基本上是由家属和家政服务人员承担。

三、养老护理员

养老护理员是指对老人生活进行照料、护理的服务人员,养老护理的基本任务是根据老人的生活和心理特点及社会需要,为老人提供日常生活照料、疾病护理、心理护理等常用护理技术。从行业发展趋势来看,今后凡从事老年护理工作的人员均要通过专业培训,取得职业资格证书后才能上岗。

养老护理员主要就职于医院、社区医疗部门、养老院、个体医疗机构,针对老年群体提供整体护理服务,也会在对居家特殊老年群体提供家庭养老服务中承担重要责任。随着我国人口老龄化程度的加快,人们养老理念的改变,越来越多的老人进入养老机构。这就要求养老机构能够拥有一支基础知识扎实和技术过硬的护理队伍,许多人才中介机构看重养老事业广阔的发展前景,纷纷与养老机构洽谈合作,寻找经过培训后取得资格证书的养老护理员;同时还有许多市民直接聘请有经验的养老护理员入户照顾和护理老人。在这种大背景下,经过培训的合格护理员成为名符其实的"香饽饽"。当前我国持证的专业养老护理员紧缺,缺口为 260 万名。

四、助理护士

目前国内助理护士的角色比较特殊,她们实际是刚从护校毕业,尚未取得护士职业资格证的准护士。由于未取得护士执业资格证,所以只能从事临床基础护理工作,不能独立当班及从事技术性的工作。只有再次通过专业资格考试,取得职业资格证后才能改变助理护士的角色,成为护士。所以助理护士的主要工作场所也是以医院为主,基本不进入家庭从事养老服务工作。

助理护士(assistant nurse)的工作职责主要是协助医院注册护士(registered nurse)护理那些身心障碍的患者,侧重于患者的日常生活需要,并且通过频繁的患者接触而检测和报告病情变化。助理护士可以承担起绝大部分患者的个人护理任务。他们协助患者的日常活动,如患者的饮食、沐浴、穿衣和修饰等。另外,他们还要负责测量患者的生命体征,包括体温、脉搏、血压、出入量和呼吸率。

助理护士是美国护理员人数最多的工作人员。美国老年人与护理员的接触时间,短则数月,长则数年,因此助理护士能够和这些老年人发展成为一种长期的持续性医患关系。这不仅有益于患者,也有利于注册护士,因为他们可以通过助理护士更好地了解患者的病情变化和护理需要。

五、注册护士

护士,是指经执业注册取得护士执业证书,依照《护士条例》规定从事护理活动,履行保护生命、减轻痛苦、增进健康职责的卫生技术人员。注册护士应具有完全民事行为能力;在中等职业学校、高等学校完成国务院教育主管部门和国务院卫生主管部门规定的普通全日制 3 年以上的护理、助产专业课程学习,包括在教学、综合医院完成 8 个月以上护理临床实习,并取得相应学历证书,通过国务院卫生主管部门组织的护士执业资格考试;符合国务院卫生主管部门规定的健康标准。

从目前国内的情况来看,注册护士基本上是在医院等医疗机构服务,鉴于目前医院等医疗机构所配备的注册护士的人数尚没达到国家卫生部门的要求,因此在我国家庭养老服务这一块基本没有注册护士参与。

第三节

养老护理员队伍建设存在的问题及政策建议

■ 一、存在的问题

（一）老年护理人员数量明显不足

上海市 60 岁及以上老人已达 300 多万,80 岁及以上老人达到 50 余万,并且仍呈不断上升趋势,而上海市社区居家养老服务人员仅约 3.1 万,相比之下,人员力量明显不足。

（二）老年护理人员服务照料比较难保证

老年护理人员不但需要一定的护理基础知识,还要具有相应的护理技能。虽然政策规定,各类老年护理人员应持证上岗,但并没有相应的监督机制,也没有相应的继续教育;而家庭养老服务人员的培训和考核,已由社会培训机构自行开展,没有统一的鉴定程序。由于种种因素,造成了现有的老年护理服务质量难以保证。

（三）老年护理人员以外来人员为主

无论是医疗机构、养老院还是居家养老,护理服务人员的构成以外来人员为主体,普遍年龄较大、文化程度较低,难以适应老年护理服务需求未来的发展,而且这类人员流动性较大,各类经费的投入效用较低。

（四）老年护理人员的收入待遇偏低

老年护理人员服务强度较大,服务环境和服务条件较差,但收入水平、社会保险等待遇较低,即使取得养老护理员中级资格,待遇仍没有差别,进一步造成本市人员不愿意从事老年护理服务工作,加重了人员数量不足、人员素质不高的问题。

■ 二、原因分析

（一）老年护理人员培训体系还不完善

医院护工、医疗机构护理员、家庭养老服务人员这三类老年护理服务人员分别归属于不同的培训机构,缺乏统一的考核标准、鉴定标准和培训机构管路标准,没有与养老护理员的职业等级资格形成相互衔接的培训体系。

（二）老年护理人员分级管理机制还不规范

各类老年护理人员管理组织分散,没有形成老年护理服务行业化、正规化、规范化管理,对老年护理人员的工资收入、社会保险等权益缺乏政策保障,老年护理人员自我提高的意识和需求没有被充分开发,难以吸引较高层次的人员加入老年护理服务的队伍。

（三）促进老年护理服务的力度还不够

虽然居家养老服务已纳入万人就业项目,但对于促进老年护理服务还缺乏整体性、政策性、全局性安排,在人员培训、岗位补贴、待遇保障等方面需要有更加全面的考虑和有力措施,以适应迅速增长的老年护理服务社会需求。

(四)老年护理服务未受到社会应有的重视

尽管社会老龄化带来的老年护理问题已成为社会广泛关注的焦点,但是对于如何发展老年护理服务,如何提高服务人员的经济社会地位未受到足够重视,没有形成支持老年护理服务事业的社会氛围。

三、政策建议

(一)研究建立统一的老年护理人员培训机制

对现有的老年护理院等医疗机构、养老机构、家庭养老等老年护理服务人员的培训工作实行归口管理,综合各方力量,制定同一体系的老年护理培训材料,岗位培训与职业等级做好衔接,制定培训机构统一考核、统一鉴定、统一发证,做好老年护理人员继续教育工作。

(二)研究建立老年护理人员分级管理机制

发挥政策导向作用,对取得岗位资格、初级和中级职业资格的人员,实行工作内容、工作待遇的差别化管理,增强老年护理服务职业感,鼓励老年护理人员特别是本市从业人员掌握较高服务技能。

(三)研究完善老年护理服务机构的组织管理

理顺社区助老服务社的管理体制,进一步提升管理水平和服务水平;加强社区卫生服务中心对养老机构、社区助老服务社老年护理工作的业务指导,有条件的可派驻专业护士;鼓励社会力量举办老年护理服务机构,探索行业化管理,逐步培育一支设置合理、管理规范、组织有序的老年护理服务体系。

(四)继续加大力度促进老年护理服务业

提高政府对本市低收入老年护理服务从业人员的托底保障;加大政府对老年护理服务培训经费、岗位经费、机构开办的补贴力度;探索将培训经费、岗位经费的扶持与服务协议签订时间挂钩,将机构开办的经费扶持与机构的服务量、服务人员社会保险缴纳情况挂钩,加强对老年护理服务机构和服务人员的政策保障。

(五)加强老年护理服务的政策宣传

发挥政府、社区、媒体等各方面作用,加大对老年护理服务业的宣传,提升老年护理服务行业的社会地位。

第四节

老年护理人员的素质要求

一、养老护理员的基本要求

首先应达到中华人民共和国人力资源和社会保障部对养老护理员《国家职业技能标准(2011年修订)》的要求。

(一)职业道德

职业道德是从事一定职业的人们在工作或劳动过程中,应当遵守的与职业活动相适应的行为规范。养老护理职业道德就是养老护理员在养老护理工作中应当遵循的行为规范。

1. 职业道德基本知识

(1) 养老护理员职业道德的内容：①遵章守纪，严格自律。遵守国家法律法规和各项规章制度，自觉维护老年人的合法权益。②爱岗敬业，乐于奉献。树立正确的职业价值观，态度热情，耐心周到，平等待人，文明服务。③尊重他人，诚恳待人。尊重老年人的人格尊严，满足老年人的需要，团结他人，主动协同，维护集体利益。④勤奋工作，讲科学。工作认真负责，精力集中，严格执行护理工作制度和操作规程，吃苦耐劳，为老年人提供舒适的护理服务。⑤钻研业务，提高能力。参加各种形式的业务培训，勤练护理基本功，具有强烈的事业开拓精神。⑥行为端庄，文明礼貌。举止大方，谈吐得体，仪表整洁，保持良好形象。

(2) 养老护理员的行为规范：①遵纪守法，讲文明，讲礼貌，维护社会公德。②自尊、自爱、自立、自信、自强。③守时守信，尊老爱幼，勤奋好学，精益求精。④尊重老人，热情和蔼，忠诚本分。

2. 职业守则　①尊老敬老，以人为本。②服务第一，爱岗敬业。③遵章守法，自律奉献。

(二) 基础知识

1. 老年人护理基础知识　①老年人生理、心理特点；②老年人护理特点；③老年人常见疾病护理知识；④老年人饮食种类及营养需求；⑤老年人一般情况观察方法；⑥老年人护理记录方法；⑦老年人基本救助方法；⑧老年人常见冲突和压力处理方法。

2. 安全卫生、环境保护知识　①老年人安全防护规范及相关知识；②老年人卫生防护知识；③老年人环境保护知识；④老年人居室整理及消毒隔离知识。

3. 养老护理员职业工作须知、服务礼仪和个人防护知识　①养老护理员职业工作须知；②养老护理员服务礼仪规范；③养老护理员个人防护知识。

4. 相关法律、法规知识　①《中华人民共和国老年人权益保障法》相关知识；②《中华人民共和国劳动法》相关知识；③《中华人民共和国消防法》相关知识。

二、未来老龄化发展趋势对养老护理员带来的挑战

(一) 扩大家庭养老护理人员队伍的迫切性

1. 需求巨大且持续增长、供需矛盾突出　据统计，2008年上海市共有229个老年日间服务机构，234个社区助老服务社，3.2万名居家养老工作人员，共为6 400名老年人提供日托服务，为17.06万名老人提供家庭上门服务，两者相加约占上海市户籍老年人口的6.1%左右。通过这组数字可以反映至少在2008年被养老服务的对象只占10%不到。虽然经过各级政府的重视，各方的努力，但情况改善并不理想，供需之间的矛盾仍然突出。建立一支能满足90%以上社区与家庭养老人群需要的养老护理员队伍任务艰巨、任重而道远。

2. 养老护理员队伍情况令人担忧　目前的护工与养老护理员已成为老年护理工作中不可缺少的中坚力量，但其人员的总体情况很难令人满意，存在不少问题。主要包括：一是文化程度低，有高达62.28%的人员学历是小学及文盲。二是年龄老化，近3成的人员年龄在51岁以上。三是流动性大，外地农村户籍的占2/3以上，队伍流动性大，很不稳定。四是平均照看患者过多。由于养老护理人员严重不足，不能满足老年人护理的需求，直接严重影响着老年人的护理服务质量。

(二) 家庭养老护理人员素质提高的必要性

1. 建立服务人员资质认定和进修制度　对已具有护工、养老护理人员等相关培训资质的人员，由人力资源和社会保障部门集中培训。重点进行技能培训和指导，经考核后给予相应资质；对未取得护工、养老护理员等相关培训资质或家属自行承担老人护理服务的，由人保部门组织养老

护理员进行等级(初级)资格培训。

2. **建立一体化服务** 为适应家庭病房上门服务形式,为老年人提供预防、医疗、康复、护理照料等便捷的一体化服务,从而增强或保持老年人自主的生活能力。

3. **提高养老护理服务质量** 在建立家庭养老护理服务项目的基础上,制定养老护理服务的质量标准;养老护理服务项目的质量标准应纳入培训与进修的内容,定期进行培训;加强养老护理服务项目质量的管理,定期考核养老护理服务质量及满意度的征询。体现家庭养老护理服务质量的持续改进;考核的结果与养老护理员的聘用、升级、收入、评优等绩效挂钩,体现多劳多得、优绩优酬的原则,提高队伍人员的积极性,确保养老护理质量与安全的保证。

人口老龄化程度不断上升已成为上海人口与社区经济协调发展所面临的严重挑战之一,从以人为本、构建和谐社会的理念出发,如何满足老年人日益增长的照料需求,让有需要的老年人都能得到恰当的护理,拥有一个安详的晚年是摆在我们面前的一项重大任务,也是当前300万家庭迫切而又实际的需求。

在上海市政府的高度重视下,在调研的基础上借鉴发达国家护理保障制度的经验、结合国内其他先进地区的实践,家庭养老护理服务的工作已被纳入上海市经济社会发展总体规划。健全和完善与老龄化进程相适应的医疗护理保障体系,探索实施社会护理保险、建立有效的评估机制;完善居家养老为主、机构养老为辅的养老模式;作为各级政府的主要努力目标之一。要及早达到以上目标,"人"起着决定的因素。培养一支热心于老年护理服务、具有高质量老年护理服务技能、能使广大老年人满意的老年护理队伍乃是我们当仁不让的义务与义不容辞的社会责任。

课后习题

职业道德与行为规范

[判断题]

1. 养老护理职业道德就是养老护理人员在进行养老护理工作中应当遵守的行为规范。(   )
2. 养老护理职业道德就是养老护理人员在进行职业活动中应当遵守的劳动纪律。(   )
3. 爱岗敬业、尊重老年人是养老护理职业道德内容的重要部分。(   )
4. 养老护理职业道德内容的精髓是遵纪守法、讲文明、讲礼貌、维护社会公德。(   )

[单选题]

1. 养老护理人员在进行职业活动中必须遵守的(   )就是养老护理的职业道德
   A. 操作规范   B. 职业规范   C. 行为规范   D. 语言规范
2. 养老护理职业道德集中体现了养老护理人员的品质、人格、思想觉悟和道德境界,也表现出其应具有的(   )等
   A. 劳动态度   B. 学习态度   C. 工作态度   D. 职业态度
3. (   )是指遵守国家法律法规和各种规章制度、自觉维护老年人合法权益
   A. 爱岗敬业、乐于奉献   B. 勤奋工作、讲究科学
   C. 遵章守纪、严于律己   D. 行为端庄、文明礼貌
4. 钻研业务、提高(   )是养老护理职业道德的要求
   A. 智力   B. 体力   C. 能力   D. 耐受力

沟通技能与上门礼仪

[判断题]

1. 护理人员善于倾听,有利于建立信任和引导老年人交流。(　　)
2. "开放式"谈话就是护理员与老年人之间不间断地提问回答。(　　)
3. 正确地掌握自己的语言速度、用词,或做必要的重复沟通就能顺利进行。(　　)
4. 要使沟通顺利进行,需正确地掌握自己的语言、用词,或做必要的重复及重视老年人反馈的信息等。(　　)
5. 与老年人沟通,如发生误解要及时向老年人解释澄清。(　　)
6. 护理人员在与老年人或家属谈话时,因误会而受到指责或为难时,工作人员要能经得起委屈,保持头脑清醒,不多说话,以倾听为好。(　　)
7. 副语言指我们说话时的语调、语速。(　　)
8. 副语言沟通属于语言沟通技巧。(　　)
9. 与老年人沟通时,面带微笑,对于调节老年人心境,往往比说许多话还起作用。(　　)
10. 人际距离是指交往双方间的距离,它不受民族文化的制约。(　　)
11. 人际交往中的接触系指双方间的握手而言。(　　)
12. 礼仪是养老护理员基本的职业素质要求。(　　)
13. 上门服务时应尽可能了解患者家属的情况并及时指出其照顾老人过程中的不足。(　　)

[单选题]

1. (　　)的提问方式进行谈话是一种封闭式的谈话应尽量避免使用
　　A. "什么"　　　　　　B. "为什么"　　　　　　C. "行不行"　　　　　　D. "怎样"
2. 如问(　　),这样的提问容易使谈话终止,故应尽量避免使用这种谈话方式
　　A. "你有什么问题还需要我帮助吗?"　　　　B. "为什么会失眠呢?"
　　C. "你害不害怕?"　　　　　　　　　　　　D. "愿不愿意告诉我?"
3. 在与老人交谈时不应有的是(　　)
　　A. 眼神正视对方　　　B. 表情自然　　　　C. 姿势稳重　　　　D. 面部表情严肃
4. 正确地掌握自己的语言速度、用词,或做必要的(　　),重视老年人反馈的信息等,沟通才能顺利进行
　　A. 解释　　　　　　　B. 说明　　　　　　C. 重复　　　　　　D. 更正
5. 在与老年人谈话时,工作人员要能经得起委屈,保持(　　),不多说话,以倾听为好
　　A. 热情的态度　　　　B. 一种平常心　　　C. 清醒的头脑　　　D. 良好姿态
6. 在与老年人谈话时,工作人员要能经得起委屈。当(　　)时,可暂时回避,待老年人平静后,再向老年人诚恳地做出必要解释
　　A. 解释不通　　　　　B. 无法克制　　　　C. 老年人激动　　　D. 双方激动
7. (　　)它既可以传达信息,又可以表达感情
　　A. 副语言沟通　　　　　　　　　　　　　B. 面部表情沟通
　　C. 身段表情沟通　　　　　　　　　　　　D. 目光接触沟通
8. 在非语言沟通技巧中,(　　)辅以生动而有深刻的含义,起到帮助表达语意的效果
　　A. 目光接触沟通　　　　　　　　　　　　B. 面部表情沟通

　　C. 身段表情沟通　　　　　　　　　　　　D. 副语言沟通

9. 在与老年人交谈时,护理人员不应有的身段表情是(　　)
　　A. 点头　　　　　　B. 跺脚　　　　　　C. 耸肩　　　　　　D. 摇头

10. 护理人员应当善于用面部表情与老年人进行沟通,更要细心观察老年人的(　　)
　　A. 信息反馈　　　　B. 语言表述　　　　C. 面部表情　　　　D. 情绪变化

11. 与老年人沟通一般距离以(　　)之内为好
　　A. 50 cm　　　　　B. 100 cm　　　　　C. 150 cm　　　　　D. 200 cm

12. 与老年人沟通中,不恰当的身体接触是(　　)
　　A. 为呕吐老年人拍背　　　　　　　　　B. 为动作不便者变换体位
　　C. 搀扶老年人下床活动　　　　　　　　D. 交谈中紧靠老年人躯体

13. 以下哪一项是有关礼仪的概述(　　)
　　A. 举止礼仪是一个人文化修养、精神面貌的外在表现
　　B. 礼仪是养老护理员基本的职业素质要求
　　C. 爱岗敬业是礼仪的一种表现
　　D. 以上都是

14. 以下哪一项不符合养老护理员的仪表要求(　　)
　　A. 工作时穿软底鞋　　　　　　　　　　B. 不留长指甲
　　C. 面部表情严肃　　　　　　　　　　　D. 不能佩戴指环(戒指)

相关法律知识

[判断题]

1. 《老年人权益保障法》的颁布实施必将促进和保障社会经济、文化进一步健康稳定、持续地发展。
　　(　　)

2. 通过立法制止和制裁侵害老年人权益的行为,是保障老年人合法权益的体现。(　　)

3. 赡养人是指依法为老年人提供经济供养、生活照料和精神慰藉的人。(　　)

4. 《老年人权益保障法》对老年人在家庭生活中的受赡养扶助权、人身权、婚姻自由权、房产和居住
　　权、财产权、继承权都作了明确的规定。(　　)

[单选题]

1. 制定和颁布(　　)是维护老年人合法权益的需要
　　A.《交通安全法》　　　　　　　　　　 B.《义务教育法》
　　C.《食品卫生法》　　　　　　　　　　 D.《老年人权益保障法》

2. 《老年人权益保障法》的颁布实施,丰富、健全了我国社会主义(　　)
　　A. 法律体系　　　　　　　　　　　　　B. 社会保障体系
　　C. 社会救助体系　　　　　　　　　　　D. 市场经济体系

3. 就赡养老人而言,赡养人的配偶不是旁观者,更不是(　　),而是参与者、协助者
　　A. 同情者　　　　　　B. 旁观者　　　　　C. 反对者　　　　　D. 协助者

4. (　　)不属于赡养人应当为老年人提供的义务
　　A. 经济供养　　　　B. 提供工作机会　　C. 精神慰藉　　　　D. 生活照料

老年人护理基础知识

[判断题]

1. 康复保健对老年人身体健康至关重要,也是养老护理的一项主要工作。(   )

2. 心理护理是完全运用医疗手段,积极调试老年人的心理状态,恢复和保持心理健康的护理方法。(   )

3. 家人、亲属与老年人的情感交流也是心理护理的方式之一。(   )

[单选题]

1. 运用康复治疗手段可使有病或伤残老年人的病情或症状得以康复或还缓解,(   )是治疗手段之一

   A. 理疗   B. 心理治疗   C. B超   D. CT

2. 体育锻炼能使老年人增强机体抵抗力,养老机构内通常采用的锻炼项目如(   )

   A. 快跑   B. 走楼梯   C. 拳操   D. 攀登

3. 心理护理有多种方式,养老护理人员通常采用的方式有(   )

   A. 组织各种文娱活动   B. 告知老年人少与他人交往

   C. 嘱咐老年人少讲话   D. 规劝老年人少与他人交谈

4. 养老护理人员对老年人的(   ),是心理护理方式之一

   A. 猜测   B. 宽慰   C. 批评   D. 指责

5. 日常生活护理工作是养老护理最基础的工作,其意义所在是(   )

   A. 保证了老年人正常生活   B. 确保老年人身体健康

   C. 替代养老护理的所有工作   D. 使老年人之间的关系更和谐

6. 属于日常生活护理的内容是(   )

   A. 疾病诊治   B. 排泄护理   C. 对危重患者的抢救   D. 体育锻炼

7. 日常生活护理包含了以下护理内容之一,如(   )

   A. 体疗   B. 推拿   C. 饮食护理   D. 康复

8. 无论采取何种生活护理方式,首先应把老年人的(   )放在首位

   A. 愿望   B. 家属要求   C. 人身安全   D. 工作人员安排

9. 护理人员与老年人(   ),这种生活护理方式可以保持和恢复老年人的残存生活自理能力

   A. 一起做   B. 集中做   C. 分开做   D. 这样做

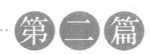

老年护理专业基础知识

第一章

医学基础知识

学习目标

> 了解老年人各系统的基本构造和生理功能的变化。
> 掌握健康的概念、人体基本的营养素和老年人的饮食原则。

引导案例

　　李女士,62岁,已退休在家6年。李女士家住3楼,原本身体健康,无慢性病。其平素出门均步行上下楼,不坐电梯,购物、干家务活轻松自如。原本她戴100度老花眼镜很清晰,但近半年来,她看报模糊,上下楼时感觉关节不适,时常有头颈部不适、头晕等不舒服表现。

　　问题与思考:李女士的身体发生了哪些变化? 养老护理员要做哪些健康指导?

第一节

人体基本构造

　　细胞是人体形态结构和功能的基本单位,是一切生物新陈代谢、生长发育、繁殖分化的形态基础。组织是众多细胞和细胞间质组合在一起的细胞群体。器官是几种不同类型的组织构成一定形态和一定生理功能的脏器。系统是许多功能相关的器官连接在一起,共同完成一种连续生理功能。

一、呼吸系统

　　呼吸系统由鼻、咽、喉、气管和肺等器官组成,主要功能为呼吸,即吸入氧气、呼出二氧化碳。每日约有10 000 L气体进出肺部,为保持气道代谢的需要,肺泡具有极为广阔的呼吸面积,正常人总呼吸面积约为100 m²。呼吸系统具有呼吸泵的作用,能使空气进入肺部,与血液接触,进行氧气和

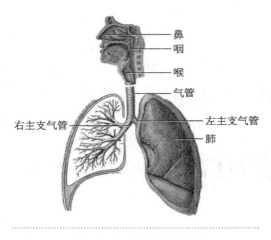

图 2 - 1 - 1　呼吸系统示意图

二氧化碳的交换(图 2 - 1 - 1)。

二、循环系统

循环系统,是由心脏、动脉、毛细血管、静脉及血液组成的一个封闭的运输系统。血液循环不断地从肺和胃肠道摄取氧气和营养物质,又将各器官、组织和细胞的代谢产物、二氧化碳运送到具有排泄功能的皮肤等排泄组织器官排出,从而保证了机体的新陈代谢和内环境的相对稳定、免疫和体温的恒定(图 2 - 1 - 2、图 2 - 1 - 3)。

三、消化系统

消化系统包括食管、胃、肠、肝、胆、胰腺,基本功能是摄取食物,通过一系列复杂的分解和同化

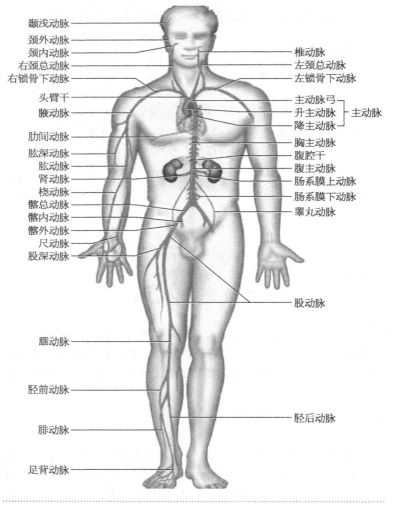

图 2 - 1 - 2　全身循环系统

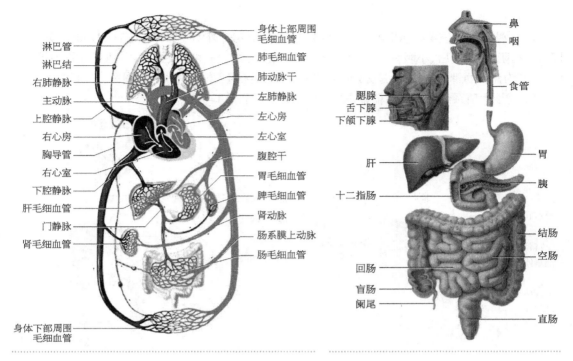

图2-1-3 循环系统示意图   图2-1-4 消化系统示意图

过程,使食物被肠道吸收,变为体内物质,供机体组织利用;其余未被吸收的残渣形成粪便排出体外。此外,消化系统尚有一定的清除有毒物质与致病微生物的能力,并参与机体的免疫功能调节。消化系统还是体内巨大的内分泌器官,分泌多种激素参与消化系统及全身生理功能的调节(图2-1-4)。

四、泌尿生殖系统

1. 泌尿系统 由肾、输尿管、膀胱、尿道构成,主要功能为排泄(图2-1-5)。肾脏是通过调节水、电解质及酸碱平衡,维持内环境稳定。肾脏还具有内分泌功能,可分泌、活化及代谢多种激素。

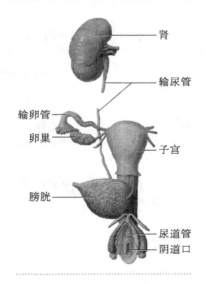

图2-1-5 泌尿生殖系统示意图

2. 生殖系统

(1) 女性生殖系统主要包括内、外生殖器和附属的乳房。外生殖器指生殖器的外露部分,又称外阴,包括阴阜、大阴唇、小阴唇等;内生殖器包括阴道、子宫、输卵管及卵巢,后两者合称为子宫附件。骨盆为盆腔的骨性结构,又是分娩时胎儿的通道,具有重要的产科意义(图2-1-6)。

(2) 男性生殖系统主要包括精囊、输精管、睾丸等(图2-1-7)。

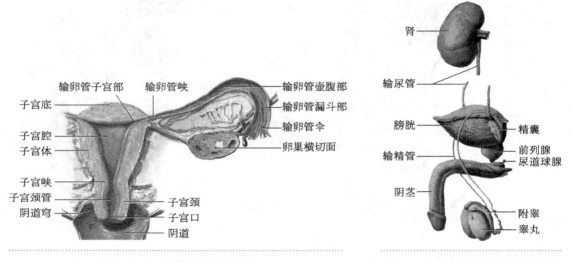

图2-1-6 女性生殖器官示意图   图2-1-7 男性泌尿生殖器官示意图

五、造血系统

造血系统包括血液、骨髓、脾、淋巴结及分散在全身各处的淋巴细胞和单核巨噬细胞。血液由液体部分和混悬浮在其中的3种有形细胞成分——红细胞、白细胞和血小板所组成。成熟红细胞的主要功能是运输氧,白细胞参与机体的炎症反应和免疫反应等,血小板有止血功能;血浆中含有白蛋白、球蛋白、各种凝血因子、电解质等,参与机体的各种代谢调节及维持内环境稳定(图2-1-8)。

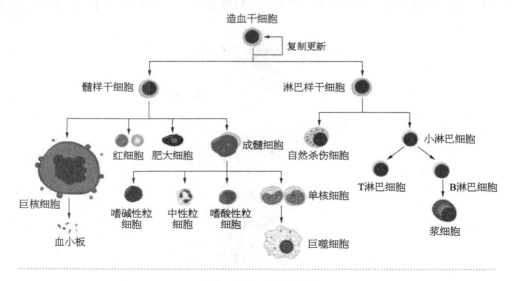

图2-1-8 血细胞分化

六、神经系统

神经系统分为中枢神经系统和外周神经系统。中枢神经系统主要包括脑和脊髓,脑分端脑、间脑、脑干(中脑、脑桥和延髓)及小脑。外周神经系统包括脊神经、脑神经、自主神经等。自主神经受大脑皮质的影响,具有一定的独立活动,分为交感神经和副交感神经。神经冲动通过化学介质从一个神经元传递给另一个神经元,支配机体的意识活动、痛温觉等(图2-1-9)。

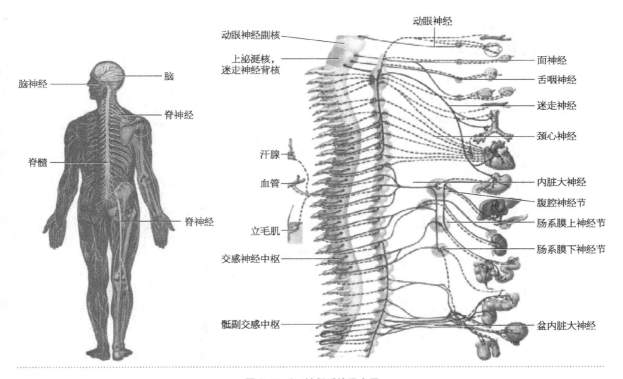

图2-1-9 神经系统示意图

七、内分泌系统

内分泌是人体的一种特殊分泌方式。人体内有许多腺体或组织细胞能合成并分泌具有高度特异性的生物活性物质,这些腺体因具有内分泌功能,故又称为内分泌腺,如垂体、甲状腺、肾上腺等。他们没有导管,其分泌的物质——激素被直接释放进入血液循环,随血流到达对某一激素敏感的器官组织(靶器官),发挥生理效应,调节机体的物质代谢和体液平衡,以维持机体的内环境稳定,保证生命活动的正常进行。

人体内分泌系统的功能受神经系统的调节,反之,激素对神经系统的活动也有重要影响。同样,内分泌调节体液和物质代谢,反过来,体液和物质代谢又调节内分泌的分泌功能,所以神经、内分泌、体液的协调活动,是体内各系统、器官进行正常功能活动的重要保证(图2-1-10、图2-1-11)。

八、肌肉骨骼系统

成人有206块骨,经连接形成骨骼。人体骨骼两侧对称,中轴部位为躯干骨(51块),其顶端是颅骨(29块),两侧为上肢骨(64块)和下肢骨(62块)。骨骼为人体提供了力量、稳定性和肌肉运动

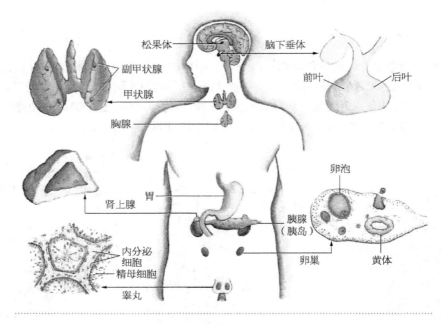

图 2 - 1 - 10 人体内分泌系统示意图

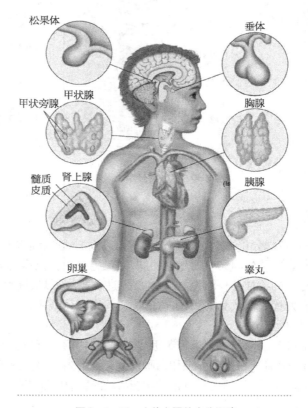

图 2 - 1 - 11 人体主要的内分泌腺

的支架,也为重要的内脏器官提供保护。人体全身的肌肉可分为头颈肌、躯干肌和四肢肌,肌肉是能产生收缩的束状纤维。骨骼肌是维持肢体姿态和产生运动的组织(图 2 - 1 - 12)。

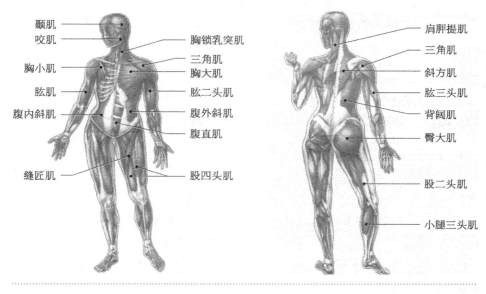

图 2-1-12 人体肌肉骨骼系统示意图

> **课后习题**

细胞、组织、器官和系统的定义

[判断题]

1. 细胞是人体形态结构和功能的基本单位。（　　）
2. 器官是人体形态结构和功能的基本单位。（　　）

[单选题]

1. （　　）是人体形态结构和功能的基本单位
    A. 分子　　　　　　　　B. 细胞　　　　　　　　C. 组织　　　　　　　　D. 系统
2. 人体有（　　）大系统
    A. 四　　　　　　　　　B. 六　　　　　　　　　C. 八　　　　　　　　　D. 十

人体八大系统的基本功能

[判断题]

1. 血小板的主要作用是参与免疫反应。（　　）
2. 人体内分泌系统的功能受神经系统的调节。（　　）

[单选题]

1. 内分泌腺分泌的物质叫（　　）
    A. 内分泌液　　　　　　B. 体液　　　　　　　　C. 递质　　　　　　　　D. 激素

2. (   )的主要作用是参与机体的炎症反应和免疫反应
  A. 红细胞　　　　　　B. 白细胞　　　　　　C. 血小板　　　　　　D. 血浆

老年人循环系统的变化

[判断题]

1. 老年人动脉管壁纤维化、钙化、管壁增厚、弹性降低。(   )
2. 老年人的动脉血压不受环境温度和体位改变的影响而波动。(   )

[单选题]

1. 老年人通常心率减慢、心脏搏出量(   )
  A. 增加　　　　　　　B. 减少　　　　　　　C. 不变　　　　　　　D. 以上都不是
2. 老年人动脉硬化、各器官的血液灌流量均有不同程度减少,其中以(   )减少较明显
  A. 心、脑、肝、脾　　　　　　　　　　　　B. 心、肺、肝、肾
  C. 心、脑、脾、肾　　　　　　　　　　　　D. 心、脑、肝、肾

老年人呼吸系统的变化

[判断题]

1. 老年人通常呼吸肌萎缩,但呼吸频率和呼吸深度不受影响。(   )
2. 老年人通常肺组织萎缩,肺通气量减少。(   )

[单选题]

1. 老年人通常呼吸肌萎缩,呼吸深度(   )
  A. 变深　　　　　　　B. 变浅　　　　　　　C. 不变　　　　　　　D. 变化
2. 老年人通常肺组织萎缩,肺活量(   )
  A. 增加　　　　　　　B. 减少　　　　　　　C. 不变　　　　　　　D. 变化

老年人消化系统的变化

[判断题]

1. 老年人胃肠平滑肌萎缩,弹力减弱,韧带松弛,内脏容易下垂。(   )
2. 老年人胃肠蠕动增强,食物在肠内停留时间短,不易发生便秘。(   )

[单选题]

1. 老年人胃肠蠕动较成年人(   )
  A. 强　　　　　　　　B. 弱　　　　　　　　C. 无差异　　　　　　D. 有差异
2. 胆囊炎伴胆管阻塞可能会引起(   )
  A. 胃肠炎　　　　　　B. 肝炎　　　　　　　C. 肾炎　　　　　　　D. 胰腺炎

老年人泌尿系统的变化

[判断题]

1. 老年人肾血管退化变性,弹性减低,肾小球滤过率增强。(   )

2. 男性老年人因泌尿系统退行性变化,容易发生前列腺肥大。(　　)

[单选题]

1. 老年人肾血管退化变性,弹性减低,肾小球滤过率(　　)

　　A. 增强　　　　　　　B. 下降　　　　　　　C. 不变　　　　　　　D. 减弱

2. 男性老年人前列腺肥大,导致(　　)

　　A. 排尿不畅　　　　　B. 排尿通畅　　　　　C. 排尿不受影响　　　D. 不能排尿

老年人运动系统的改变

[判断题]

1. 老年人骨骼肌细胞水分减少,弹性增强。(　　)

2. 老年人骨质中钙盐过度沉着,软骨易钙化和软化。(　　)

[单选题]

1. 老年人肌腱韧带僵硬,肌肉收缩效率(　　)

　　A. 增强　　　　　　　B. 降低　　　　　　　C. 无差异　　　　　　D. 有差异

2. 老年人关节软骨发生纤维化,关节活动性(　　)

　　A. 增强　　　　　　　B. 降低　　　　　　　C. 无差异　　　　　　D. 有差异

老年人感知觉和神经系统的退化

[判断题]

1. 眼的老化主要表现在晶状体弹性降低,睫状肌的调节能力减弱。(　　)

2. 老年人脑细胞萎缩,思维活动受到影响。(　　)

[单选题]

1. 老年人嗅神经纤维数逐年减少,约有(　　)的老年人嗅觉丧失

　　A. 5%　　　　　　　　B. 10%　　　　　　　C. 20%　　　　　　　D. 30%

2. 老年人眼的晶状体弹性降低,睫状肌的调节能力减弱,导致(　　)

　　A. 近视力减弱　　　　B. 远视力减弱　　　　C. 视力不受影响　　　D. 失明

老年人内分泌和生殖系统的改变

[判断题]

　　老年人内分泌系统的老化,可引起骨组织代谢的改变,导致骨质疏松。(　　)

[单选题]

1. 老年人血中胆固醇含量增加,磷脂减少,易引发(　　)

　　A. 冠心病　　　　　　B. 胆石症　　　　　　C. 胃肠炎　　　　　　D. 糖尿病

2. 老年人胰岛素的分泌变化不大,但胰岛素的受体与胰岛素结合的能力差,易引发(　　)

　　A. 冠心病　　　　　　B. 胆石症　　　　　　C. 胃肠炎　　　　　　D. 糖尿病

第二节

健 康 与 饮 食

一、健康定义

健康不仅是没有躯体疾病,还要有完整的生理、心理状态和社会适应能力。

1. **身体健康** 指生理功能正常,无躯体疾病。

2. **心理健康** 指人格完整,有良好的人际关系和明确的生活目标。

3. **良好的社会适应能力** 指一个人的心理活动和各种行为能适应当时复杂的环境变化,为人所理解,为大家所接受。

二、影响健康的相关因素

1. **病原微生物入侵** 如病菌、病毒、原虫、真菌等。

2. **理化因素** 如冷、热、化学因子等。

3. **心理社会因素** 如社会环境、心理平衡失调等。

4. **先天性、遗传性、免疫性等因素。**

三、营养与饮食

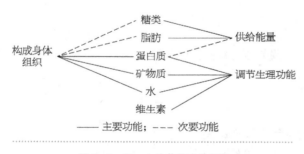

图 2-1-13 人体营养素示意图

人类为了维持生命与健康,保证生长发育和从事劳动,每日必须进食一定数量的食物,摄取各种营养素(图 2-1-13)。

(一) 营养素

1. **蛋白质** 是构成人体组织最主要的营养素,也是体内物质主要的输送者。

功能:供给能量;调节生理功能;维持人体生长发育,是构成及修补细胞、组织的主要材料。可通过乳类、肉(蛋、鱼、豆)类获得。

2. **糖类(又称碳水化合物)** 是人体日常生活能量的主要来源。

功能:供给能量。

3. **脂类** 和糖类一样是人体能量的主要来源之一。脂肪又分为两类,动物性脂肪和植物性脂肪。

功能:供给能量;形成皮下脂肪,维持体温恒定;协助脂溶性维生素的吸收与利用;保护内脏器官。

4. **矿物质(又称无机盐)** 它包含了很多种的物质,比较重要的如钙,是构成骨骼和牙齿的要素,也是调节心跳和肌肉收缩的主要物质。磷,也是构成骨骼和牙齿的主要物质之一。铁,是构成血红素的主要物质之一,也是体内部分酵素的成分。另外,还有很多其他的矿物质,对身体的生理功能都有重要的影响。

功能:构成身体细胞有机物质的主要原料,调节生理功能。

5. **维生素** 分为水溶性和脂溶性两大类。

功能:促进新陈代谢;调节生理功能。

6. **膳食纤维** 是植物性食物中不能被消化吸收的成分,是维持健康不可缺少的要素。

功能：能软化肠内物质，刺激胃壁蠕动，辅助排便，并能降低血液中胆固醇和葡萄糖的吸收，有利于防治心血管病。

7. **水**　是体内最好的润滑剂和溶剂，体内有很多物质必须溶于水中才可以反应，所以也是人体不可或缺的营养素之一。

功能：促进食物的消化及吸收作用；调节体温；维持正常循环作用及排泄作用；帮助维持体内电解质的平衡；滋润各组织的表面，减少器官间的摩擦。(图 2 - 1 - 14)

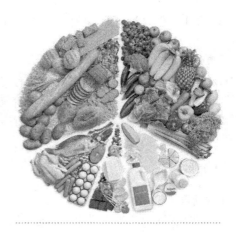

图 2 - 1 - 14　全面平衡营养饮食

(二) 饮食

1. **饮食调护原则**　饮食调护以清淡、有节、平衡、辨证施食为原则。

(1) 清淡：指主食以五谷杂粮为主，副食以蔬菜、豆类、鱼类、植物油为辅调配的饮食。

(2) 有节：指饮食要节制、合理、定时、适量、卫生、冷热及软硬适宜。

(3) 平衡：指饮食多样化，不挑食，不偏食。

(4) 辨证施食：是根据人的体质和病症的性质给予合理饮食，如虚寒证应予温补类饮食，实证给予宣散消导类饮食。

2. **医院常用饮食类型**　根据不同人的特点配制饮食，使之易于消化吸收，得到所需的营养素，增强抵抗力，防止并发症的发生，称作饮食治疗。医院饮食的种类可分为 3 种。

(1) 基本饮食：分为普通饮食、软食、半流质饮食、流质饮食。

1) 普通饮食：适用于病情较轻，或疾病恢复期，消化功能正常的患者。

2) 软食：食物宜软、烂、易消化，适用于消化不良、咀嚼轻度困难的患者。

3) 半流质饮食：如蒸蛋、粥、豆腐脑等，适用于发热、手术后、咀嚼困难的患者。

4) 流质饮食：如菜汤、豆浆、乳类等，适用于高热、大手术后和危重的患者等。

(2) 治疗饮食：针对营养失调及疾病的特殊需要而调整适当的饮食和营养需求量，以达到治疗目的，称为治疗饮食。常见治疗饮食有糖尿病饮食、低脂肪低胆固醇饮食、少盐饮食等。

1) 糖尿病饮食：低糖计量饮食，适用于糖尿病患者。

2) 低盐饮食：每日食盐摄入量不超过 2～3 g，适用于高血压及心、肾疾病患者等。

3) 高蛋白质饮食：如蛋类、豆制品、肉类等，适用于烧伤、营养不良、贫血等患者。

4) 低脂饮食：多食蔬菜水果、豆制品等脂肪含量低的食物，烹调可采用蒸煮等方法，适用于肝、胆、胰疾病及高脂血症患者等。

(3) 试验饮食：指为配合患者诊断治疗而特制的饮食。如大便隐血试验饮食(测试前 3 日禁食肉类、肝类及绿色蔬菜等，以保证试验的准确性)，胆囊造影试验饮食等。

〉 课后习题 〈

健康及相关因素

[判断题]

1. 健康的人就是指那些没有发生疾病的人。(　　　)

2. 健康不仅是没有躯体疾病,还要有完整的生理、心理状态和社会适应能力。(　　)

[单选题]

1. 健康不仅是没有躯体疾病,还要有完整的生理、心理状态和(　　)
   A. 社会适应能力　　　　B. 幸福的家庭　　　　C. 事业心　　　　D. 良好的工作
2. 健康不仅是没有躯体疾病,还要有完整的生理、(　　)状态和社会适应能力
   A. 生活规律　　　　B. 性格　　　　C. 心理　　　　D. 言谈举止

营养与饮食

[判断题]

1. 护理员应科学地安排老人的进餐时间和餐饮。(　　)
2. 维生素 A 缺乏时,可导致老年人听力障碍和黏膜干燥。(　　)
3. 老年人缺乏 B 族维生素,会导致老人皮肤黏膜干燥。(　　)

[单选题]

1. 维生素 A 缺乏对老年人的(　　)有影响
   A. 精神　　　　B. 视力　　　　C. 情绪　　　　D. 疲劳
2. 老年人膳食要求是(　　)
   A. 食物应单样　　　　B. 油脂要充足　　　　C. 食盐要限制　　　　D. 蛋白质应少量
3. 老年人不应(　　)
   A. 多次缓慢喝水　　　　　　　　B. 清晨起床后先饮一杯水
   C. 饭后马上喝水　　　　　　　　D. 每日饮水 1 000～1 500 ml 以上
4. 半流质饮食包括(　　)
   A. 乳类、豆浆　　　　B. 米粥、面条　　　　C. 米汤、菜汁　　　　D. 米饭、豆包
5. 老年人饮食结构中应限制脂肪摄入量,例如(　　)、猪油、牛油等
   A. 麦片　　　　B. 牛乳　　　　C. 奶油　　　　D. 鱼
6. 老年人治疗饮食的种类包括(　　)
   A. 普通饮食　　　　B. 半流质饮食　　　　C. 流质饮食　　　　D. 低蛋白质饮食

第二章

老年人健康评估

学习目标

> 具有尊重老年人并保护其隐私的意识。
> 了解老年人常见的健康问题和常见疾病的发生原因。
> 熟悉老年人常见的健康问题和常见疾病的主要临床表现和病情观察要点。
> 掌握老年人健康评估的原则与注意事项,老年人常见健康问题和常见疾病的护理要点。
> 能够对老年人常见疾病患者实施健康教育。

引导案例

　　李老伯,82岁,有冠心病史10年。老人平时按医嘱服药能稳定病情,也能适当参与肢体活动的运动。近日气候转凉,自我感觉胸闷、乏力。

　　问题与思考:①对该老人应采取哪些护理措施? ②简述对老年人进行健康教育的内容。

第一节

健 康 评 估

一、躯体评估

(一)一般状况

1. **身高、体重**　人到了50岁之后,身高逐渐缩减,男性平均缩减2.9 cm,女性平均缩减4.9 cm;体重随年龄增加而增加,65~75岁达高峰。

2. **生命体征**　体温、脉搏、呼吸、血压、疼痛(详见护理常用技能篇)。

(二)头面部

1. **头发**　随年龄增长,头发稀疏或出现脱发。

2. **眼睛与视力**　容易出现眼干;区分色彩和暗适应的能力下降;会出现白灰色云翳;眼肌调节能力逐渐下降,出现老视(老花眼);异常病变可有玻璃体混浊、白内障、眼压增高或青光眼。

3. **耳与听力**　耳垢干燥;听力下降;常有耳鸣;严重的可出现老年性耳聋甚至失聪。

4. **鼻腔**　干燥,嗅觉迟钝。

5. **口腔**　口唇、牙龈及口腔黏膜苍白;多有牙齿缺失;唾液减少;味觉迟钝。

(三) 皮肤

干燥,无光泽;松弛,皱纹多;厚度变薄,易皮损;可有色素沉着或老年斑、鳞屑等;触觉、温痛觉减弱等。

(四) 颈部

一般没有明显改变。

(五) 胸部

1. **胸廓、肺脏**　前后径增大,横径缩小,肺通气功能下降,出现胸式呼吸减弱,腹式呼吸增强,呼吸音强度降低。

2. **心脏**　因脊柱后凸,心脏下移,心音减弱,心室顺应性下降,心率变慢,瓣膜钙化,可出现心肌肥厚、心脏扩大等。

3. **乳房**　老年女性乳腺组织减少,乳房变长和平坦;如发现肿块,警惕癌变。

(六) 腹部

皮下脂肪堆积,常会掩盖一些体征;消瘦者因腹壁变薄松弛不易出现腹壁紧张征;膀胱随年龄增大容量减少;听诊时肠鸣音可减少。

(七) 泌尿生殖器

老年人生殖器萎缩、激素水平下降,尤其是男性易出现排尿困难。

(八) 脊柱与四肢

颈椎和头部前倾,脊柱后凸;关节活动范围缩小;步态变小,速度变慢;肌张力下降;四肢循环不良。

(九) 神经系统

神经传导速度变慢,反应时间延长;精神活动能力下降,记忆力减退。

二、认知评估

(一) 定义

认知评估是评价老年人的思维能力,如思想、记忆、沟通、定向、计算和解决问题的能力。

(二) 一般认知能力的评估

1. **功能状态**　评估老年人过去和现在的功能状态,可给出相关自理能力的信息。

2. **外表**　评估老年人衣着等方面,大致了解其自理能力和认知能力的信息,可判断是否有认知障碍。

3. **意识水平**　正确观察意识水平,判断清醒、反应迟钝、昏睡、昏迷等意识状态。

4. **情感状态**　老年人情绪纷繁复杂,易随周围环境改变,常出现寂寞、孤独等情感问题。

5. **语速和思维**　检查说话是否流利、有逻辑,可判断其解决问题的能力。

(三) 特殊认知能力的评估

1. **记忆**　记忆力下降;机械记忆减退;意义记忆完好。

2. **语言**　语速缓慢,或因神经系统改变可引起语言功能障碍。

3. **注意力** 思维集中能力下降。

（四）精神状态的评估

智力、抑郁、焦虑的评估可通过相关量表测定。

三、生理功能评估

1. **日常生活活动** 进行衣、食、住、行、个人卫生等基本动作和技巧的测定。
2. **高级日常生活活动** 参与群体性的活动，如娱乐、职业协会、社会活动等的评定。

四、社会功能评估

主要包括：①进行角色与角色适应评估；②进行老年应对评估。

五、养老护理服务需求的综合评价

2004 年我国上海市民政局与荷兰、法国、瑞典开展"欧盟亚洲城市项目"，2005 年组织专家充分考虑国情、市情，制定出《养老服务需求评估标准》。这一标准中的各项参数也多为生活质量评估内容。四大主要参数为生活自理能力、认知能力、情绪行为、视觉能力，还有两大背景参数是社会生活环境和重大疾病。这一标准把评估参数分值量化，根据分值计算，将照料等级分为正常或轻度、中度、重度三个层次，具有很强的科学性和可操作性。

第二节

健康评估注意事项

在老年人健康评估的过程中，结合其身心变化的特点，评估员应注意以下事项。

一、提供适宜的环境

老年人的感觉功能降低，血流缓慢、代谢率及体温调节功能降低，容易受凉感冒，所以体检时应注意调节室内温度，以 22～24 ℃为宜。老年人视力和听力下降，评估时应避免对老年人直接光线的照射，环境尽可能要安静、无干扰，注意保护老年人的隐私。

二、安排充分的时间

老年人由于感官的退化，反应较慢，行动迟缓，思维能力下降，因此所需评估时间较长。加之老年人往往患有多种慢性疾病，很容易感到疲劳。护理人员应根据老年人的具体情况，分次进行健康评估，让其有充足的时间回忆过去发生的事件，这样既可以避免老年人疲惫，又能获得详尽的健康史。

三、选择得当的方法

对老年人进行躯体评估时，应根据评估的要求，选择合适的体位，重点检查易发生皮损的部位。对有移动障碍的老年人，可取合适的体位。检查口腔和耳部时，要取下义齿和助听器。有些老年人部分触觉功能消失，需要较强的刺激才能引出，在进行感知觉检查，特别是痛觉和温觉检查时，注意不要伤害老年人。

四、运用沟通的技巧

老年人听觉、视觉功能逐渐衰退,交谈时会产生不同程度的沟通障碍,为了促进沟通,护理人员应尊重老年人,采用关心、体贴的语气提出问题,语速减慢,语音清晰。选用通俗易懂的语言,适时注意停顿和重复。适当运用耐心倾听、触摸、拉近空间距离等技巧,注意观察非言语性信息,增进与老年人的情感交流,以便收集到完整而准确的资料。为认知功能障碍的老年人收集资料时,询问要简洁得体,必要时可由其家属或照顾者协助提供资料。

> ⟩ **课后习题** ⟨

一般状况评估要点

[判断题]

1. 人的生命体征不包括疼痛。(　　)
2. 人的生命体征包括体温、脉搏、呼吸、血压、疼痛。(　　)

[单选题]

1. 人的生命体征包括体温、脉搏、呼吸、血压和(　　)
   A. 视力　　　　　　　B. 疼痛　　　　　　　C. 听力　　　　　　　D. 感觉能力
2. 人体正常的腋下体温值为(　　)℃
   A. 35.5　　　　　　　B. 36.5　　　　　　　C. 37.5　　　　　　　D. 38.5

一般认知能力评估要点

[判断题]

1. 仅观察老年人衣着等方面,无法了解其认知能力的信息。(　　)
2. 观察老年人衣着等方面,可初步了解老年人的自理能力和认知能力的信息。(　　)

[单选题]

1. 认知评估是评价老年人的(　　)
   A. 情商　　　　　　　B. 性格特点　　　　　C. 自理能力　　　　　D. 思维能力
2. 一般认知能力的评估不包括(　　)
   A. 智力水平　　　　　B. 外表　　　　　　　C. 意识　　　　　　　D. 语速

特殊认知能力的评估

[判断题]

1. 随着年龄的增长而感知觉功能的减退是不可避免的,使老年人容易产生衰老感。(　　)

[单选题]

1. 记忆力减退,思维迟缓,理解力下降等是老年人的(　　)
   A. 意志特征　　　　　B. 认知特征　　　　　C. 情绪特征　　　　　D. 衰老特征

2. 老年人认知功能的减退,主要表现为(　　)

 A. 记忆和感知能力障碍   B. 思维活跃

 C. 反应增强   D. 注意力增强

精神状态的评估

[判断题]

1. 老年人的情绪容易发生较大的波动。(　　)

2. 孤独、自卑、抑郁与自尊、自豪、骄傲共存是老年人情绪特征的表现。(　　)

[单选题]

1. 老年人产生被人遗忘的孤独感、老而无用的失落感等属于(　　)

 A. 认知活动变化 B. 情绪变化   C. 性格变化   D. 意志变化

2. 老年人表现为易紧张、冲动与自豪、骄傲等正性情绪共生并存是(　　)特征

 A. 认知变化   B. 情绪变化   C. 一般情绪变化 D. 意志变化

第三章

老年护理基础知识

学习目标

> 了解老年人常见健康问题和常见慢性疾病的发生原因。
> 熟悉老年人常见健康问题和常见慢性疾病的主要临床表现和病情观察要点。
> 掌握老年人常见健康问题和常见慢性疾病的护理要点。
> 能够对老年人常见慢性疾病患者实施健康教育。

引导案例

　　王老伯,82岁,有高血压、冠心病史20年。半月前因脑卒中住院,经积极治疗后,目前老人病情稳定,神志清醒,右侧肢体偏瘫。近日老人情绪低落,沉默寡言。
　　问题与思考:1. 老人情绪低落的原因有哪些? 你可以为老人提供哪些帮助?
　　2. 针对老人目前的情况要预防哪些现象发生?
　　3. 可采取哪些康复治疗?

第一节

老年人常见健康问题的护理

一、心理社交需要

(一) 定义

心理社交健康包括情绪稳定、热爱生命及与人和谐共处。

(二) 护理评估

按心理社交评估。

(三) 护理措施

(1) 建立老年人的社交圈。

(2) 鼓励家属参与老年人的活动。

（3）培养良好的爱好,重新发展兴趣,保持心情开朗。

（4）发掘老年人的潜能。

（5）心理支持:信仰与宗教是心灵活动的形式化表现,心理支持有助于老年人正面了解生活的意义和目的,为老年人带来安慰。

（6）鼓励老年人留意新事物及社会动态,避免与社会脱节。

（7）认识社会资源,拉近与社会的距离。

二、跌倒

(一)危险因素

1. 内在因素

（1）事发时身体不适,如眩晕、心悸等。

（2）视力模糊。

（3）药物副作用:如扩血管药、镇静类药物等应用。

（4）认知能力不足。

（5）下肢乏力、关节疼痛。

（6）平衡缺失。

（7）其他内在因素。

2. 外在因素

（1）光线不足。

（2）地面不平、湿滑、有障碍物等。

（3）设施或潜在的危险因素(如睡床过高或轮椅/便椅没有上锁等)。

（4）辅助设施不足(如扶手、警示标贴缺失等)。

（5）扶抱技巧不当。

（6）助行器使用不当或损坏。

（7）穿着不合适的鞋子或长裤。

（8）其他外在因素。

(二)护理评估

（1）既往有无跌倒史。

（2）用药史,尤其是扩血管药和镇静类药物等。

（3）此次跌倒的过程

1）跌倒时间。

2）意外发生的地点:如卧室、客厅、浴室、走廊或其他地点。

3）意外发生的详情:①活动状态:躺卧、站立、步行、上/下床、进食、梳洗、如厕、穿/脱衣服、洗澡或被人碰倒等。②身体不适:下肢乏力、关节疼痛、晕倒、心悸、心前区疼痛等。③动作行为:不安全动作、辅助工具使用不当、没有求助等。④环境:地面潮湿/不平、光线不足、家具移动等。⑤其他因素:杂物障碍、裤腿过长、鞋履不当等。

(三)护理措施

（1）立即报告医护人员或家属。

（2）详细的全面检查

1）生命体征检查:疼痛、血压、脉搏、呼吸、体温。

2)清醒程度：清醒、混乱或昏迷。

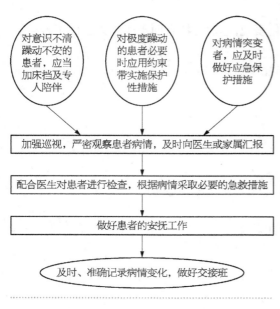

图2-3-1 预防患者坠床的流程图

3)头部：①创伤痕迹；②耳、鼻有无清水样分泌物流出。

4)脊柱：①外伤、触痛；②肌肉痉挛；③中线移位。

5)四肢：①活动状况；②局部疼痛和肿胀；③功能障碍：畸形、反常活动；④髋部疼痛，不能站立和行走等。

6)受伤情况：①表皮擦伤；②淤肿(位置)；③骨折(位置)；④其他。

7)必要时进行X线、CT及实验室检查等。

(3)疑有骨折者采取制动措施；疑有脊柱骨折者必须用硬板担架运送(老人因骨质疏松容易骨折)。

(4)密切观察患者的生命体征，严重者紧急呼救，及时前往医院诊治。

(5)取证第一手资料，以备司法公正(图2-3-1)。

三、疼痛

(一)疼痛类型

1. **生理性疼痛** 是保护性的,提示机体躲避某种伤痛所产生的生理反应。

2. **病理性疼痛** 是组织损伤或炎症所引起疼痛。

3. **神经性疼痛** 指原发性病变或功能障碍而引起的疼痛。

(二)护理评估

(1)疼痛部位。

(2)疼痛的程度及分级：①0级,无疼痛。②1级,轻微疼痛。可忍受,能正常生活睡眠。③2级,中度疼痛。适当干扰睡眠,需用止痛药。④3级,重度疼痛。干扰睡眠,需用麻醉止痛剂。⑤4级,剧烈疼痛。干扰睡眠较重,伴有其他症状。⑥5级,无法忍受的疼痛。严重干扰睡眠,伴有其他症状或被动体位(图2-3-2)。

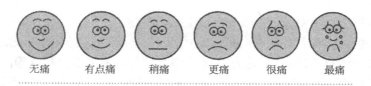

图2-3-2 痛尺

(3)疼痛的性质和特点：有酸痛、胀痛、绞痛、锐痛、压榨样疼痛、烧灼样疼痛、闷痛、触痛等。

(三)护理措施

1. **情绪辅导及支援** 给予心理干预支持缓解疼痛。

2. **皮肤刺激** ①热疗：使血管扩张,增加损伤组织的氧和营养供给,降低痛阈的敏感度(适用于炎症急性期)。②冷疗：使血管收缩,减轻炎症及水肿(适用于急性出血期)。③按摩：放松肌肉,缓解疼痛。

3. **按医嘱给予止痛药物治疗** ①阿片类药物：如哌替啶、布桂嗪等。②非阿片类药物：如阿司匹林、对乙酰基氨基酚等。按"三阶梯疗法"的原则,口服给药,按时给药,按阶梯给药,药物剂量个体化。

4. **放松治疗** 如轻音乐、水疗等达到放松、分散注意力、调节心情等效果。

四、营养问题

(一) 与营养有关的老化改变

(1) 消化系统功能退行性变化。

1) 口腔：①味蕾萎缩、数量减少。②牙齿缺失或磨损松动,牙龈萎缩。③唾液腺萎缩,分泌减少。

2) 食管：蠕动减慢、收缩功能减弱、痉挛。

3) 胃肠道：①消化腺退化,黏膜萎缩。②胃黏膜屏障功能受损。③平滑肌老化,收缩乏力。④小肠菌群失调,吸收障碍。⑤直肠对膨胀的感知能力下降引起便秘。⑥胰岛素分泌减少和胰岛素抵抗。⑦胆汁分泌减少。

(2) 心血管、肾脏、内分泌系统改变。

1) 心排血量减少,影响营养物质的输送。

2) 肾小球滤过率下降,不能有效清除代谢产物;重吸收能力下降。

3) 激素水平下降,易引发糖耐量降低。

(3) 其他器官老化影响到老年人的饮食、消化吸收和营养状况。

(4) 无节制饮食、饮酒及内分泌因素等导致营养过剩。

(二) 护理评估

1. **营养缺乏**

(1) 一般情况：①体重减轻;②食欲减退;③消瘦;④创伤或疾病;⑤心理状态不佳;⑥环境因素。

(2) 活动情况：评估老年人活动量、活动类型、时间有无改变,身体耐受力、抵抗力有无变化等。

(3) 实验室检查：生化和免疫指标改变等。

2. **营养过剩**

(1) 体重：

男性老年人理想体重(kg)=[身高(cm)-100]×0.9

女性老年人理想体重(kg)=[身高(cm)-105]×0.95

实际体重在理想体重的±10%以内属正常。

(2) 体重指数(BMI)：男性>25 kg/m² 、女性>24 kg/m² 为肥胖。

(3) 皮褶厚度：指人体一定部位连同皮肤和皮下脂肪在内的皮肤褶缩的厚度。皮皱厚度增加为肥胖指标。

3. **脱水**

(1) 判断有无脱水,是否存在可导致水摄入不足或排出过多的因素。

(2) 估计脱水程度：轻度、中度、重度。

(三) 护理措施

1. 营养缺乏的护理措施

(1) 去除诱因,综合分析引起营养不良的因素。

(2) 有步骤、有计划地补充营养,增强免疫力。

(3) 治疗原发病及并发症,促进食欲。

(4) 健康教育,包括合理的膳食结构、良好的饮食习惯、饮食卫生、疾病相关特殊饮食等。

2. 营养过剩的护理措施

(1) 正确认识到肥胖的危害性,避免极端心理。

(2) 积极锻炼是减轻体重的有效措施之一。

(3) 合理饮食：①纠正不良饮食习惯。②坚持低热量、低脂肪、富含膳食纤维及低盐饮食。③注意饮水,少饮浓茶和咖啡。④每周称体重 1 次,以每月体重减轻 0.5～1.0 kg 为宜。

(4) 慎用药物：一般不主张老年人使用药物减肥。

3. 脱水的护理措施

(1) 去除脱水原因,分析摄入量不足或排出过多的原因。

(2) 根据脱水情况确定补液种类。

(3) 选择补液途径,脱水量少者口服补液,脱水严重者静脉补液。

(4) 做好病情监测,维持电解质和酸碱平衡,观察尿量和血压,记录出入量。

(5) 评估补液效果,皮肤是否充实,尿量增加,心率减慢等。

(6) 健康教育,建议多饮水。

五、哽噎

(一) 定义

噎食是指食物堵塞喉咙部或卡在食管的狭窄处甚至误入气管,引起呼吸抑制,危及生命。

(二) 病因

常见病因有：①咀嚼功能不良。②老年人易引起食管痉挛。③进餐时情绪激动,失去自控能力。④老年人的脑血管病变发生率高,咽反射迟钝,造成吞咽动作不协调。⑤喂食不当而哽噎。

(三) 护理评估

1. 判断　老年人在进食时突然不能说话、严重呛咳、呼吸困难,甚至呼吸停止。

2. 临床表现　出现缺氧、面色青紫、双眼直瞪、双手乱抓、四肢抽搐,严重时可导致意识丧失、全身瘫痪、四肢苍白厥冷、大小便失禁、呼吸和心跳停止。

(四) 护理措施

1. 安全防范　劝导老年人细嚼慢咽,酌情协助进食,防止噎食。

2. 有效清除口咽部食物,疏通气道

(1) 用中、示指从老人的口腔中抠出或用食管钳取出异物,将老人倒置,用手掌拍其后背,借助于震动使食物松动向喉部移动而掏之。

(2) 双手环绕患者腰间,左手握拳并用拇指突起部顶住老人上腹部,右手握住左拳,向后上方用力冲击、挤压(海姆立克手法),清除噎食(图 2-3-3)。

(3) 如心脏停搏,立即进行胸外心脏按压。

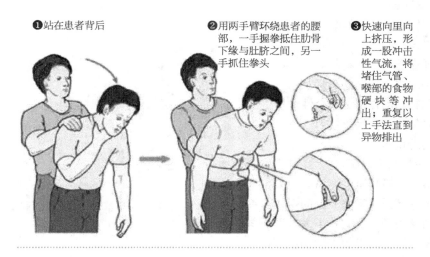

❶站在患者背后

❷用两手臂环绕患者的腰部，一手握拳抵住肋骨下缘与肚脐之间，另一手抓住拳头

❸快速向里向上挤压，形成一股冲击性气流，将堵住气管、喉部的食物硬块等冲出；重复以上手法直到异物排出

图2-3-3　海姆立克(Heimlich)手法

六、感觉功能减退

（一）感觉功能的改变

1. 视觉的变化　老视眼的发生，一般从45岁左右开始，近视力越来越差。常见有老年性白内障、青光眼、老年性黄斑变性等。

2. 听觉的变化　骨膜增厚、听小骨及其他结构受损，听力下降早期往往不易察觉；出现老年性耳聋。

3. 味觉和嗅觉的变化　女性从40~45岁、男性从50~60岁起味蕾数量开始减少，味蕾发生萎缩。

4. 本体感觉的变化　包括触觉、压觉、位置觉、温觉、冷觉和痛觉；其感觉力减弱，容易发生皮肤损伤而不自知的情况，完成精细动作时发生困难(图2-3-4)。

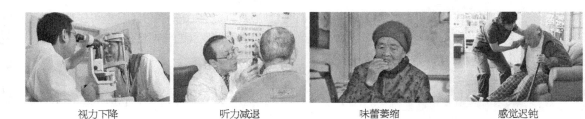

视力下降　　　　听力减退　　　　味蕾萎缩　　　　感觉迟钝

图2-3-4　感觉障碍示意图

（二）护理评估

1. 视功能检查　①远视力检查；②近视力检查；③视野检查；④色觉检查；⑤眼压检查；⑥眼球运动检查。

2. 听觉检查　①耳郭；②鼓膜；③听力。

（三）护理措施

1. 视觉功能减退的护理

（1）提供适宜的光线。

（2）选择合适的阅读材料。

（3）对物品进行特殊的设计。

（4）增加特别动作提高安全性。

（5）及时佩戴和更换眼镜。

（6）使用助视器。

2. 听觉功能减退的护理

（1）指导患者重视听力测试。

（2）协助患者适应听力减退的生活。

（3）教育家属理解和支持听力减退的老年人。

（4）调整与听力减退患者的沟通方式。

（5）帮助患者适应助听器的使用。

3. 其他感觉功能障碍的护理　味觉或嗅觉下降的老年人宜食用温热食物和强烈味道的食物。对于本体感觉减退的老年人宜给予抚摸刺激训练。

七、压疮、便秘、尿失禁、尿潴留

详见第三篇内容。

第二节

老年常见慢性疾病的护理

一、慢性阻塞性肺疾病

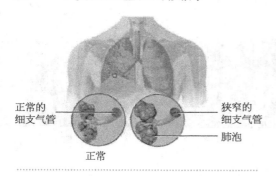

正常的细支气管

狭窄的细支气管

肺泡

正常

图2-3-5　慢性阻塞性肺疾病支气管的病理特征

（一）定义

慢性阻塞性肺疾病是一种以不完全可逆性气流受阻为特征，呈进行性发展的肺部疾病(图2-3-5)。

（二）危险因素

（1）遗传因素。

（2）环境因素：①吸烟；②职业性粉尘和化学物质；③空气污染；④感染。

（三）临床特点

1. 慢性支气管炎　①慢性咳嗽带有痰；②呼吸困难；③发绀；④严重者可有缺氧及二氧化碳潴留的现象；⑤活动能力减少；⑥天气骤冷、潮湿，症状会恶化。

2. 肺气肿　①咳嗽但没有痰；②呼气期延长，而且有哮鸣音发生；③呼吸困难；④胸部呈桶状；⑤活动能力减少；⑥天气骤冷、潮湿，症状会恶化。

3. 呼吸衰竭　出现缺氧和二氧化碳潴留症状。

（四）治疗要点

1. 稳定期

（1）避免诱发因素。

（2）应用支气管舒张药,加β-肾上腺受体激动剂、抗胆碱药等。

（3）对痰不易咳出者可应用祛痰药。

（4）长期家庭氧疗对血流动力学、运动能力、肺功能和精神状态均会产生有益影响。

2. 急性加重期

（1）根据病情严重程度决定门诊或住院治疗。

（2）支气管舒张药物的使用同稳定期。

（3）发生低氧血症者可鼻导管或面罩吸氧。

（4）根据病原菌种类及药物敏感试验,选择抗生素积极治疗。

（五）护理要点

1. 避免诱发因素　①戒烟。②控制职业和环境。③室内开窗通风,保持空气清新。④加强体育锻炼,提高免疫力。⑤尽量避免外出公共场所。⑥定期进行肺功能检测。

2. 用药护理　①对长期接受治疗者,应按时服药。②正确而安全地使用定量喷雾器。③止咳药可有恶心、呕吐、腹胀、头痛等不良反应。④胃溃疡者慎用祛痰药。

3. 呼吸功能锻炼

（1）缩唇呼吸：通过缩唇形成的微弱阻力来延长呼吸时间,增加气道压力,延缓气道塌陷。指导患者闭嘴经鼻吸气,然后通过缩唇(吹口哨样)缓慢呼气,同时收缩腹部。

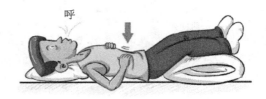

（2）腹式呼吸：患者可取立位、平卧位或半卧位,两手分别放于前胸和上腹部。用鼻缓慢呼气时,膈肌最大限度下降,腹肌松弛,腹部凸出,手感到腹部向上抬起。吸气时用口吸出,腹肌收缩,膈肌松弛,膈肌随腹腔内压增加而上抬,推动肺部气体排出(图2-3-6)。

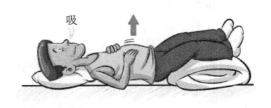

4. 检测病情转变　定期检查体温、呼吸或咳嗽、痰的颜色、气味等情况。

图2-3-6　腹式呼吸

5. 饮食护理　注意营养饮食,鼓励少吃多餐,以加强抵抗力,多饮水和进食蔬菜。

6. 心理护理　耐心与患者沟通,与患者家属共同制订和实施康复计划,消除患者悲观情绪,减轻焦虑。

7. 健康教育

（1）疾病知识指导：日常生活改善,节省能量损耗;避免去人群密集的公共场所。

（2）康复锻炼：①应选择空气新鲜、安静的环境。②可进行步行、慢跑、练气功等体育锻炼。③避免潮湿、大风、严寒天气外出锻炼。

（3）家庭氧疗：①了解氧疗的目的、必要性和注意事项。②注意安全,供氧装置周围严禁烟火,防止氧气燃烧爆炸。③氧疗装置定期清洁、消毒、更换。

二、高血压病

(一) 定义

老年高血压是指年龄≥60 岁的老年人群中,血压维持或 3 次非同日测量收缩压≥140 mmHg 和(或)舒张压≥90 mmHg。

(二) 高危因素

①遗传因素;②体重超重和肥胖;③饮食不当;④其他如血管硬化等。

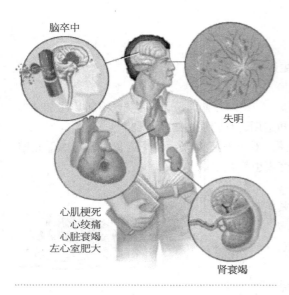

图 2-3-7　高血压对人体系统的危害

(三) 临床特点

1. 症状

(1) 一般症状:可能有头晕、头痛、头胀、健忘、失眠、面部潮红、耳鸣、眼花、注意力不集中、疲乏、四肢麻木、颈部僵硬不适、心悸等。

(2) 可合并脑血管疾病、心血管疾病、肾脏疾病、重度高血压性视网膜病变等(图 2-3-7)。

2. 体格检查　①测量血压(非同日 3 次);②测量身高、体重;③心血管系统检查;④肺部检查;⑤腹部检查;⑥眼底检查;⑦神经系统检查。

(四) 药物治疗

①利尿剂:如呋塞米(速尿)和螺内酯(安体舒通);②β受体阻滞剂,如普萘洛尔;③钙通道阻滞剂,如氨氯地平;④血管紧张素转化酶抑制剂,如美托洛尔;⑤血管紧张素Ⅱ受体拮抗剂,如氯沙坦等。

(五) 护理要点

(1) 心理平衡:帮助患者调节自身情绪,正确认识和对待高血压,并保持良好的精神状态。

(2) 合理膳食:①限制总热量以保持理想体重。②限制总脂肪量及胆固醇。③将膳食中的盐减少至每日 4~6 g。④多食含钾、钙丰富的蔬菜、水果、豆制品及海产品。⑤饮食定时定量,宜清淡,不宜过饱。

(3) 戒烟戒酒。

(4) 休息与运动:选择运动量合适的有氧运动,如慢跑、打太极拳等。

(5) 控制肥胖。

(6) 按时复诊,定时、定量服药,注意药物反应。

三、脑血管疾病

(一) 定义

脑血管疾病是指供应大脑血液的血管栓塞或出血,导致该部分脑组织失去功能(图 2-3-8)。

(二) 高危因素

年龄、吸烟、高血压、糖尿病、心脏病、高胆固醇都是引起脑卒中的危险因素。

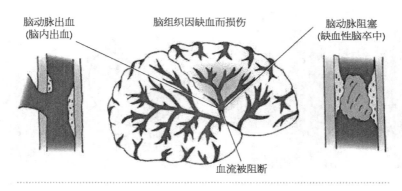

脑动脉出血
(脑内出血)

脑组织因缺血而损伤

脑动脉阻塞
(缺血性脑卒中)

血流被阻断

图2-3-8 脑卒中血管病变特征

（三）临床特点

（1）突然发生,可出现一边身体无力/麻痹。

（2）或嘴歪,说话含糊。

（3）或进食时有吞咽困难。

（4）或有小便/大便失禁。

（四）护理要点

（1）心理支持：提高老年人的意志力,维护其尊严。

（2）注意安全：老年人因肢体无力易跌倒。

（3）喂食时注意吞咽困难,避免引起哽噎。

（4）协助老年人个人清洁及处理大小便失禁。

（5）协助老年人参与康复运动。

（6）鼓励老年人维持正常社交活动。

（7）定期复诊和治疗。

四、冠心病

（一）定义

冠状动脉粥样硬化性心脏病简称冠心病,是环绕心脏的冠状动脉狭窄或阻塞,导致心肌供氧不足,出现心绞痛、心肌梗死,甚至心脏衰竭死亡。

（二）高危因素

①遗传因素；②年龄、性别因素；③吸烟；④超重和肥胖；⑤不当的生活方式；⑥合并血脂异常、高血压、糖尿病。

（三）临床特点

1. **心绞痛** 典型表现为心前区压榨性疼痛及胸部不适,可传送到下颌及左臂,多与运动或情绪激动有关。

2. **心肌梗死** 典型症状为严重而持续的胸痛,可出现心律失常、休克等危险症状(图2-3-9)。

（四）药物治疗

硝酸甘油舌下含服或喷雾可减少或避免心绞痛发作；长效硝酸酯制剂适用于长期治疗。

（五）护理要点

（1）胸痛时,立即停止活动,卧床休息,疑诊心肌梗死者立即送医院抢救。

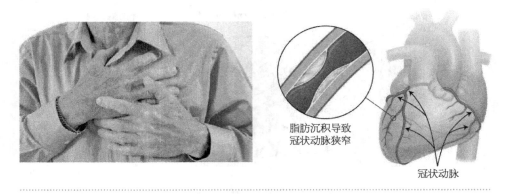

图2-3-9　心绞痛、心肌梗死的特点

(2) 按医生吩咐舌下含服硝酸甘油。

(3) 老年人应随身携带硝酸甘油(置于密封的药盒内,避免潮化而失效)。

(4) 避免过劳或情绪紧张。

(5) 健康饮食,减少高胆固醇及高脂肪饮食,戒烟酒。

(6) 适量运动。

(7) 治疗相关疾病,如高血压、糖尿病等。

五、糖尿病

(一) 定义

老年糖尿病是指年龄在 60 岁以上的糖尿病患者,超过 95% 的老年患者属于 2 型糖尿病。

(二) 病因

尚不明确,目前比较肯定的原因有 3 种:①遗传倾向。②胰岛素对胰岛素敏感系统,包括脂肪组织、肌肉组织和肝脏等的作用减弱。③胰岛 β 细胞的功能缺陷。

(三) 高危因素

衰老、肥胖、缺少体力活动、高脂肪和高蛋白质饮食、糖尿病的家族史、高血压病和冠心病史,以及生活事件造成的心理应激等。

(四) 临床特点

主要有 3 个特点:①临床表现不典型,多饮、多食、多尿症状不明显。②并发症多,病死率较高,尤其是急性并发症酮症酸中毒和高渗性非酮症性昏迷及慢性并发症中的心、脑血管疾病(图2-3-10)。

(五) 药物治疗

1. 脲类药　主要作用是促进胰岛素的分泌。

2. 双胍类药物　抑制食欲,减少肠胃对葡萄糖的吸收,增强对胰岛素的敏感性。

3. α 葡萄糖苷酶抑制剂　如阿卡波糖(拜糖平),能抑制肠道中的多糖分解为可被吸收的单糖。

4. 胰岛素　适用于病情严重、有并发症及手术等情况。

(六) 护理要点(图2-3-11)

1. 饮食调整　按标准体重计算:一般总热量为每千克标准体重 104.6～125.5 kJ(25～30 kcal),肥胖者适当减少,消瘦者适当增多,以免热量摄入过多影响血糖控制,培养良好的饮食习惯,即饮

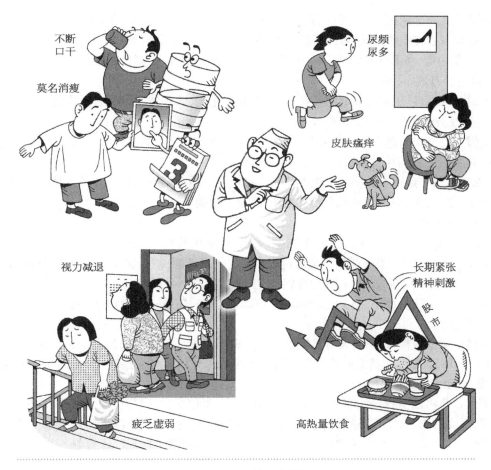

图 2-3-10 糖尿病症状

食规律而节制,少食多餐,定时定量,食量合理分配。老年糖尿病患者不宜:①饮用浓茶;②汤水泡饭;③长期食粥;④食入油腻食品以及生、冷、硬食。

2. **体育锻炼** 运动有利减轻体重、减少脂肪组织、增强肌肉及心肺功能、促进身体对葡萄糖的利用、降低血糖,从而减轻胰岛 β 细胞的负担。可选择的有氧运动如走路、慢跑、游泳、跳舞、爬楼梯、跳健身操等。

运动量以运动后每分钟心率在 170 减去年龄后的数值以内为宜。

3. **用药护理**

(1) 评估老年人服药能力:包括视力、听力、理解力、阅读处理能力、打开药瓶的能力、准时准量服药能力(记忆力)、感觉较好后如何停药的能力、及时发现不良反应的能力及吞咽能力等。

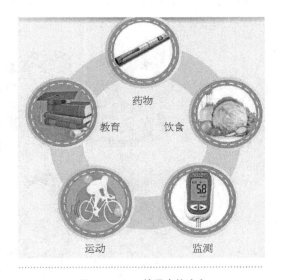

图 2-3-11 糖尿病的治疗

（2）建立完整的用药记录,观察药物的不良反应,以及患者对药物了解的情况。

（3）以患者能接受的方式,告知医嘱上的药物种类、名称、服用时间、用药方式、药物作用、不良反应及用药禁忌等,务必使其完全了解,必要时辅助书面的方式,以醒目的颜色表示用药时应注意的事项,以达到有效的目标。

（4）对依从性差、记忆力减退的患者,一定要监督用药,防止错服、漏服,对用药过程中出现的不适应及时做出正确的判断和处理。

（5）健身的基本原则:①因人而异,正确选择。②循序渐进,持之以恒。③合理选择运动时间和场地。④防止在锻炼中发生意外。⑤不带病锻炼。

4. 血糖监测　定期查血糖并重视血糖的自我检测。随时调整药物种类及剂量直至血糖达到理想水平。同时注意血脂、血液黏稠度和血压、体重的监测。

5. 预防低血糖

（1）老年糖尿病患者对低血糖反应迟钝,因此介绍低血糖的有关知识非常重要。

（2）发生低血糖的原因:①对低血糖反应迟钝。②自理能力差,饮食不合理造成血糖波动大。③老年性肾功能衰退,口服降糖药排泄缓慢,产生低血糖。

（3）老年人空腹血糖不超过 8.2 mmol/L(150 mg/dl),餐后 2 小时血糖不超过 11.1 mmol/L(200 mg/dl)为宜。

（4）当出现低血糖时,患者会有饥饿感、面色苍白、出冷汗、无力、心跳加快、行为改变,甚至昏迷(图 2 - 3 - 12)。在低血糖反应的早期,可给患者进食 2～3 块水果糖或半杯糖水,并严密观察;如情况严重,必须立即送医院治疗。

（5）建议患者随身携带疾病情况卡:①注明姓名、所患疾病、用药情况、家人联系方式。②附一份特别说明:"万一本人昏迷不醒,请您给我补充含糖食物并送往就近医院急救。"③建议随身携带含 15 g 碳水化合物的食物(半杯果汁、2～3 块水果糖、半汤匙蜂蜜等),以备低血糖时自救。

6. 危险因素控制　①血压控制在 140/80 mmHg 以下为宜。②降低血脂、改善血黏度;可每日口服阿司匹林 75～100 mg。

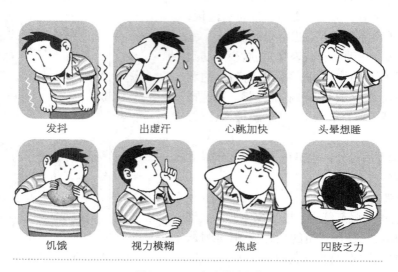

发抖　　　　出虚汗　　　　心跳加快　　　　头晕想睡

饥饿　　　　视力模糊　　　　焦虑　　　　四肢乏力

图 2 - 3 - 12　低血糖的症状

7. 预防并发症　①对糖尿病患者进行早期干预可以改变疾病的进程、延长部分恢复期。②实施干预措施可以防止糖尿病的主要并发症和残疾,如心血管疾病、肾病、视网膜病变、神经病变的发生。

六、阿尔茨海默病

(一)定义

阿尔茨海默病是一种脑部疾病,属于不正常的退化过程,导致大脑功能衰退;年纪越大,患病机会越高;受影响的范围包括记忆、方向感、运算、学习、判断、理解和语言表达等。

(二)病因

病因与发病机制复杂,目前通常有以下几种学说:①遗传学说;②炎症反应;③神经递质功能缺陷;④老年斑和神经纤维缠结(图2-3-13)。

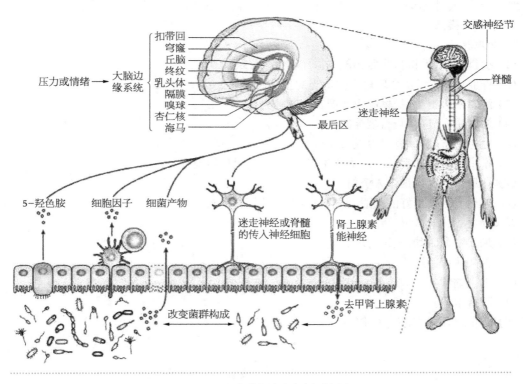

图2-3-13　阿尔茨海默病发病机制示意图

(三)高危因素

①年龄>75岁;②女性多见;③文化程度低;④遗传倾向;⑤免疫功能降低;⑥过多应用铝制品;⑦脑外伤;⑧丧偶、独居、情绪抑郁;⑨脑器质性疾病;⑩高脂血症、高血压病、糖尿病、心脏病患者。

(四)临床特点

(1) 记忆力衰退,影响日常生活。

(2) 处理熟悉的事情出现困难。

(3) 时间、地点及人物认知混乱。

(4) 判断力减退。

(5) 把东西放在不适当位置。

(6) 情绪容易波动或行为的改变。

(7) 性格转变：变得多疑、害怕、迷惑。

(8) 失去做事的主动性。

(9) 语言表达或理解出现困难。

常见表现：①不接受照料及指导。②哭闹不停。③谈论往事喋喋不休。④超出体力所能承受程度而不停地敲打物件。⑤不适当的性行为。⑥在不适当的地方裸体或整日不穿衣服。⑦囤积各种物品,如收藏大量的废品。⑧玩粪便等。

(五) 药物治疗

无特效药物,可应用：①抗缺氧类益智药,如都可喜、阿尼西坦。②胆碱酯酶抑制剂益智药与脑代谢改善药,如十杉碱一甲。③钙离子拮抗剂益智药与脑代谢改善药,如尼莫地平。

(六) 护理要点

1. 护理措施

(1) 提供训练,维持自我照顾能力。

(2) 作业疗法：尽量合理地安排适当的工作。

(3) 注意个人卫生、身体健康状况及营养补充。

(4) 协助患者过简单、有规律的生活,减少转变。

(5) 让患者日间多活动,养成日作夜息的规律。

(6) 家中用具用文字或图片提示患者,注意家具设施及安全。

(7) 让患者随身携带个人资料。

(8) 与患者保持良好的沟通,保留患者近照,以便寻访。

2. 预防

(1) 加强脑力活动,延缓心理衰老。

(2) 加强体育锻炼。

(3) 重视脑营养。

(4) 坚持学习。

(5) 防止意外,如自杀、逃跑等。

> 课后习题 <

跌倒的危险因素

[判断题]

1. 老年人平衡能力下降容易发生跌倒。(　　)

2. 服用镇静类药物后容易发生跌倒。(　　)

[单选题]

1. 哪些药物比较容易引起跌倒(　　)

　　A. 止咳药　　　　　　　B. 胃动力药　　　　　　C. 扩血管药　　　　　　D. 抗生素

2. 下列( )项不是跌倒的危险因素
 A. 光线不足   B. 地面不平
 C. 扶抱技巧不当   D. 睡床较低

跌倒的预防

[判断题]

1. 为预防跌倒,对意识不清、躁动不安的患者,应加床档专人陪伴。( )
2. 为预防跌倒,老年人的卧室尽量靠近卫生间和浴室。( )

[单选题]

1. 大多数老年人跌倒都发生在( )
 A. 室内   B. 小区内   C. 马路上   D. 草坪上
2. 预防老年人跌倒错误的做法是( )
 A. 居室光线充足   B. 室内地面平整
 C. 卧室尽量靠近卫生间   D. 卧室和走道不留夜灯

疼痛的类型

[判断题]

1. 生理性疼痛是保护性的。( )
2. 组织性损伤引起的疼痛称为神经性疼痛。( )

[单选题]

1. 炎症引起的疼痛是( )
 A. 生理性疼痛   B. 病理性疼痛   C. 神经性疼痛   D. 心理性疼痛
2. ( )是提示机体躲避某种伤害所产生的生理反应
 A. 生理性疼痛   B. 病理性疼痛   C. 神经性疼痛   D. 心理性疼痛

疼痛的护理措施

[判断题]

1. 冷疗法止痛适用于急性出血期。( )
2. 热疗法止痛适用于急性出血期。( )

[单选题]

1. 下列属于阿片类止痛药的有( )
 A. 对乙酰氨基酚(扑热息痛)   B. 阿司匹林
 C. 吗啡   D. 布洛芬(芬必得)
2. 下列不属于阿片类止痛药的有( )
 A. 盐酸哌替啶(杜冷丁)   B. 布桂嗪(强痛定)
 C. 吗啡   D. 布洛芬(芬必得)

营养过剩的评估

[判断题]

1. 实际体重在理想体重的±15%以内属正常。(   )
2. 皮褶厚度增加为肥胖指标。(   )

[单选题]

1. 身高170 cm的男性老年人的理想体重是(   )
   A. 53 kg   B. 63 kg   C. 73 kg   D. 83 kg
2. 身高165 cm的老年女性的理想体重是(   )
   A. 37 kg   B. 47 kg   C. 57 kg   D. 67 kg

营养过剩的护理措施

[判断题]

1. 老年人药物减肥效果往往比青年人效果好。(   )
2. 积极锻炼是减轻体重的有效措施之一。(   )

[单选题]

1. 老年人减肥,每月体重减轻以(   )为宜
   A. <0.5 kg   B. 0.5~1.0 kg   C. 1.0~1.5 kg   D. 1.5~2.0 kg
2. 关于营养过剩的老年人饮食控制,错误的是(   )
   A. 以每月体重减轻0.5~1.0 kg为宜
   B. 每周称体重1次
   C. 注意饮水,少饮浓茶和咖啡
   D. 低热量、低脂肪、低膳食纤维及低盐饮食

脱水的护理措施

[判断题]

1. 脱水补液途径首选静脉补液。(   )
2. 老年人脱水不一定有明显的口渴感和多饮行为。(   )

[单选题]

1. 腹泻患者如出现(   )应考虑有脱水可能,要引起重视
   A. 口渴,皮肤弹性差   B. 腹痛   C. 腹胀   D. 里急后重
2. 为脱水老年人补液,下列(   )提示补液效果好
   A. 心跳加快   B. 呼吸加快   C. 面色红润   D. 尿量增加

老年人感觉功能的变化

[判断题]

1. 眼的老化主要表现在晶状体弹性降低,睫状肌的调节能力减弱。(   )

2. 老年人味蕾数量开始减少,味蕾发生萎缩。(　　)

[单选题]

1. 老年人嗅神经纤维数逐年减少,约有(　　)的老年人嗅觉丧失

    A. 5%   B. 10%   C. 20%   D. 30%

2. 老年人眼的晶状体弹性降低,睫状肌的调节能力减弱,导致(　　)

    A. 近视力减弱   B. 远视力减弱   C. 视力不受影响   D. 失明

慢性阻塞性肺疾病

[判断题]

1. 慢性阻塞性肺疾病的特征是进行性气流受阻。(　　)

2. 慢性阻塞性肺疾病肺功能损害是不可逆的。(　　)

3. 不良环境是发生慢性阻塞性肺疾病的决定因素。(　　)

4. 慢性阻塞性肺疾病患者应该戒烟。(　　)

5. 慢性支气管炎患者咳嗽带痰。(　　)

6. 气温骤然升温,慢性阻塞性肺疾病的症状容易恶化。(　　)

7. 慢性阻塞性肺疾病患者应鼓励其进行胸式呼吸。(　　)

8. 慢性阻塞性肺疾病患者应尽量避免到公共场所。(　　)

[单选题]

1. 慢性阻塞性肺疾病好发于(　　)

    A. 春季   B. 秋、冬季

    C. 夏季   D. 四季没有大差异

2. 慢性阻塞性肺疾病是(　　)慢性气流受阻性疾病

    A. 可逆的   B. 不可逆   C. 不完全可逆   D. 难以确定

3. 下列(　　)不属于慢性阻塞性肺疾病发病的重要因素

    A. 空气污染   B. 遗传因素   C. 吸烟   D. 缺乏锻炼

4. 下列(　　)属于慢性阻塞性肺疾病发病的重要因素

    A. 生活不规律   B. 工作过于紧张   C. 吸烟   D. 缺乏锻炼

5. 关于肺气肿的临床表现,错误的是(　　)

    A. 呼气困难   B. 胸部呈桶状

    C. 活动能力降低   D. 吸气延长

6. 关于慢性支气管炎错误的是(　　)

    A. 咳嗽带痰   B. 夏天加重

    C. 呼吸困难   D. 活动能力下降

7. 缩唇呼吸强调(　　)

    A. 缓慢呼气   B. 缓慢吸气   C. 快速吐气   D. 快速吸气

8. 避免慢性阻塞性肺疾病急性加重最主要的是(　　)

    A. 加强呼吸功能锻炼   B. 按时服用支气管舒张药

    C. 避免诱因   D. 合理饮食

高血压

[判断题]

1. 老年人收缩压高于 130 mmHg 即为高血压。（　　）
2. 舒张压维持或 3 次非同日测量≥90 mmHg 即为高血压。（　　）
3. 肥胖是高血压的高危因素。（　　）
4. 高血压与遗传、性格、精神因素无关。（　　）
5. 头痛、眩晕是高血压的常见症状。（　　）
6. 高血压可以合并肾脏疾病。（　　）
7. 高血压患者要控制脂肪的摄入量,而不需控制食盐的摄入量。（　　）
8. 良好的精神状态有助于保持血压平稳。（　　）

[单选题]

1. 老年人血压的特点是（　　）
　　A. 收缩压高　　　　　B. 舒张压低　　　　　C. 稳定　　　　　D. 不稳定
2. 人体正常的血压为收缩压/舒张压（　　）mmHg
　　A. (90～129)/(60～89)　　　　　　　　B. (90～139)/(60～89)
　　C. (90～149)/(60～89)　　　　　　　　D. (90～159)/(60～89)
3. 持续高血压会累及（　　）
　　A. 心脏　　　　　B. 肝脏　　　　　C. 脾脏　　　　　D. 肺脏
4. 血压波动大易引起（　　）
　　A. 脑血管意外　　　B. 肾结石　　　C. 输尿管结石　　　D. 膀胱结石
5. 高血压患者应避免（　　）
　　A. 多饮水　　　　B. 服用药物　　　C. 运动　　　　D. 突然体位变动
6. 高血压患者要注意（　　）
　　A. 少用脑　　　　B. 少进食　　　　C. 少运动　　　　D. 少便秘

脑血管疾病

[判断题]

1. 脑血管病俗称中风。（　　）
2. 脑血管病特指脑血管破裂出血引起的脑组织损伤。（　　）
3. 脑出血病往往是突然发病,进展快,病情危重。（　　）
4. 突然头晕、站立不稳、肢体麻木、流涎是脑梗死的先兆。（　　）
5. 脑出血患者因长期卧床,所以要预防压疮、坠积性肺炎、肾结石。（　　）
6. 脑出血急性期应尽量减少搬动。（　　）

[单选题]

1. 下列（　　）不属于脑血管疾病的危险因素
　　A. 糖尿病　　　　　　　　　　　　B. 吸烟
　　C. 慢性阻塞性肺疾病　　　　　　　D. 高血压

2. 脑出血患者 80% 有(　　)病史

　　A. 冠心病　　　　　　B. 高血压　　　　　　C. 糖尿病　　　　　　D. 肺结核

3. 以下哪项不是脑出血的主要症状(　　)

　　A. 胸痛　　　　　　　B. 呕吐　　　　　　　C. 意识障碍　　　　　D. 肢体偏瘫

4. 脑梗死多发生在患者(　　)时

　　A. 情绪激动　　　　　B. 过度用力　　　　　C. 暴饮暴食　　　　　D. 安静睡眠

5. 脑出血患者因长期卧床,所以要预防(　　)

　　A. 压疮　　　　　　　B. 胃炎　　　　　　　C. 肾炎　　　　　　　D. 骨髓炎

6. 脑出血患者的饮食宜(　　)

　　A. 高糖　　　　　　　B. 高维生素　　　　　C. 高脂　　　　　　　D. 高钠

冠心病

[判断题]

1. 高血压与冠心病没有任何联系。(　　)

2. 肥胖患者比较容易发生冠心病。(　　)

3. 心绞痛多发生在 40 岁以上成年人。(　　)

4. 心绞痛发作,疼痛多发生在胸骨后并放射至右肩及右上臂内侧。(　　)

5. 心肌梗死的先兆为心绞痛频发或加重。(　　)

6. 心绞痛发作,持续时间长而服硝酸甘油片无效,即可排除心肌梗死的可能。(　　)

7. 心绞痛患者应随身携带硝酸甘油药物。(　　)

8. 心绞痛患者不必控制饮食。(　　)

[单选题]

1. 冠心病患者要注意(　　)

　　A. 坚持锻炼　　　　　B. 长期卧床　　　　　C. 劳逸结合　　　　　D. 远离药品

2. 诱发冠心病的危险因素有(　　)

　　A. 高血压　　　　　　B. 肺炎　　　　　　　C. 肝炎　　　　　　　D. 肾炎

3. 心绞痛发作,其疼痛可持续(　　)分钟,含服硝酸甘油片 1~5 分钟可缓解

　　A. 3~5　　　　　　　B. 10~15　　　　　　C. 16~20　　　　　　D. 21~25

4. (　　)可诱发心绞痛

　　A. 用脑过度　　　　　B. 运动过度　　　　　C. 睡眠过度　　　　　D. 饮酒过度

5. 心肌梗死的先兆为(　　)

　　A. 目光呆滞　　　　　B. 语无伦次　　　　　C. 神志恍惚　　　　　D. 心绞痛频发

6. 心绞痛发作,持续时间长而服用硝酸甘油片无效,即可考虑是(　　)

　　A. 心肌梗死　　　　　B. 高血压心脏病　　　C. 肺源性心脏病　　　D. 风湿性心脏病

7. 心绞痛患者应避免(　　)

　　A. 多饮水　　　　　　B. 服用药物　　　　　C. 适量运动　　　　　D. 情绪激动

8. 心绞痛患者要注意(　　)

　　A. 少用脑　　　　　　B. 少饮酒　　　　　　C. 少活动　　　　　　D. 少睡眠

糖尿病

[判断题]

1. 大部分老年人是 2 型糖尿病。(　　　)

2. 糖尿病有较强的遗传倾向。(　　　)

3. 糖尿病是老年人常见病之一,典型症状为"三多一少"。(　　　)

4. 糖尿病患者严重时可出现视力下降但不会出现便秘、浮肿症状。(　　　)

5. 糖尿病的护理要点是饮食控制。(　　　)

6. 糖尿病患者三餐定时定量十分重要,热量分配 1/5、2/5、2/5 较合适。(　　　)

[单选题]

1. 下列哪项不属于糖尿病高危因素(　　　)
   - A. 衰老
   - B. 消瘦
   - C. 缺少体力活动
   - D. 高脂肪和高蛋白质饮食

2. 糖尿病和以下哪种疾病密切相关(　　　)
   - A. 慢性阻塞性肺疾病
   - B. 冠心病
   - C. 胃溃疡
   - D. 肠炎

3. 血糖的正常值为(　　　)
   - A. 3.3 mmol/L 以下
   - B. 3.3~4.8 mmol/L
   - C. 3.3~6.1 mmol/L
   - D. 4.8~6.8 mmol/L

4. 糖尿病慢性并发症之一是(　　　)
   - A. 皮肤浮肿
   - B. 皮肤瘙痒
   - C. 各种感染
   - D. 外阴部瘙痒

5. 除(　　　)外,均是糖尿病的护理内容
   - A. 饮食指导
   - B. 心理治疗
   - C. 并发症护理、预防
   - D. 手术治疗

6. 下列不属于糖尿病护理和健康指导的内容是(　　　)
   - A. 饮食指导
   - B. 协助手术
   - C. 指导合理正确用药
   - D. 运动指导

阿尔茨海默病

[判断题]

1. 阿尔茨海默病是正常的脑部退化过程。(　　　)

2. 阿尔茨海默病是一种脑部疾病。(　　　)

3. 阿尔茨海默病严重者生活不能自理,但不会出现人格障碍。(　　　)

4. 阿尔茨海默病是一种发生在老年期或老年前期,以智力减退、思维、记忆、情感等紊乱为主要特征的疾病。(　　　)

5. 对痴呆老人应加强日常生活护理,保证他们的生活需要。(　　　)

6. 对于有无目的游走行为的痴呆老人,应给予重点看护,控制其外出活动。(　　　)

[单选题]

1. 除(　　　)外,均是阿尔茨海默病的高危因素
   - A. 高龄
   - B. 脑外伤
   - C. 情绪抑郁
   - D. 过多使用铁制品做炊具

2. 以下各类人群中阿尔茨海默病比较多见于(　　　)

   A. 75 岁以上的老年男性　　　　　　　　B. 75 岁以上的老年女性

   C. 65 岁以上的老年男性　　　　　　　　D. 65 岁以上的老年女性

3. (　　),有时表现为失去理智,但生活能自理,只是动作缓慢,是早期阿尔茨海默病症状之一

   A. 认知改变　　　　　B. 情感改变　　　　　C. 脾气改变　　　　　D. 性格改变

4. 阿尔茨海默病是一种以(　　)为主要特征的疾病

   A. 智力衰退　　　　　B. 生理衰退　　　　　C. 脑部炎症　　　　　D. 循环衰竭

5. 下述(　　)作为痴呆老年人安全保护措施是不妥的

   A. 多观察巡视

   B. 对有无目的游走老年人重点看护

   C. 予以适当隔离,防止走失

   D. 指导组织老年人参与一些趣味活动,便于统一管理

6. 对(　　)的老年人,要经常通过沟通,给予心理疏导,帮助老年人予以纠正

   A. 无目的游走　　　　　　　　　　　　B. 判断力减退

   C. 不适当举动　　　　　　　　　　　　D. 行为异常和性格改变

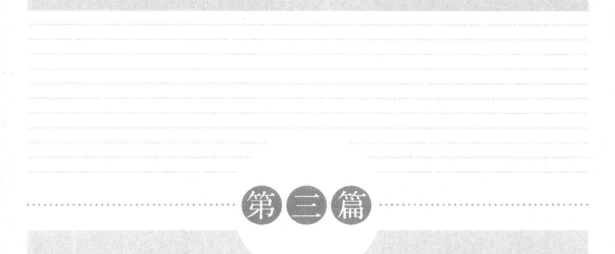

第三篇

老年护理常用技能

第一章

清洁、消毒、灭菌

学习目标

> 了解灭菌的概念。
> 熟悉清洁、消毒的概念。
> 掌握日常用品的消毒方法。

引导案例

　　周阿婆,81 岁,入住养老院已 3 年,今日下午 15:30 时腹痛、腹泻,医生诊断为细菌性痢疾。

　　问题与思考:养老护理员应为老人采取哪些护理措施?

第一节

消毒灭菌方法

一、概念

(一) 清洁

清洁是指去除物体表面有机物、无机物和可见污染物,如尘土、油脂、血迹等的过程。

(二) 消毒

消毒是清除或杀灭传播媒介上的病原微生物,使其达到无害化的处理。用于消毒的药物称为消毒剂。

(三) 灭菌

灭菌是指杀灭或清除医疗器械、器具和物品上一切微生物的处理。经过灭菌的物品称为无菌物品。

　　消毒和灭菌是两个不同的概念,消毒处理不一定都达到灭菌要求,而灭菌一定是能达到消毒要求的,灭菌后的物品必须是完全无菌的。

二、消毒灭菌的意义

随着年龄的增长,老年人的机体防御能力及抵抗力逐渐减弱,易患疾病;养老机构又是集体生活的场所,一旦有某些病毒感染,老年人被感染疾病的可能性会大大增加。所以清洁、消毒、灭菌工作在养老机构是一项重要的工作。

三、常用消毒灭菌方法

常用消毒灭菌的方法有两大类:物理消毒灭菌法和化学消毒灭菌法。物理消毒灭菌法是利用物理因素作用于病原微生物,将之清除或杀灭,常用的有热力、光照、辐射、过滤除菌等方法。化学消毒灭菌法是采用各种化学消毒物品来清除或杀灭微生物的方法,所用的化学物品称为化学消毒剂。

(一)物理消毒灭菌法

1. **焚烧法** 是将已带病菌而又无保留价值的物品进行焚烧的一种方法。它是一种简单、迅速、彻底的灭菌方法,但对物品的破坏性大。

(1)适用范围:多用于污染的敷料、纸屑等无保留价值的物品,同时搪瓷类物品也可用火焰燃烧消毒。如坐浴盆的消毒,先将盆洗涤干净,倒入少许95%乙醇,点燃后慢慢转动容器,使内面全部被火焰烧到,达到消毒目的。

(2)注意事项:注意安全,应远离易燃、易爆物品如氧气、汽油等。在乙醇燃烧过程中,中途不得添加乙醇,以免引起烧伤和火灾。

2. **煮沸消毒法** 是应用最早的消毒方法之一,也是一种经济方便的灭菌法。

(1)适用范围:用于不怕潮湿、耐高热的物品,如搪瓷、金属、玻璃、餐饮器具、织物等。

(2)注意事项

1)先将物品洗干净,全部物品浸没水中,有轴节的器械或带盖的容器打开,大小相同的物品如碗、盆等不可重叠,必须隔开加热,水沸至100℃,保持5～10分钟。

2)煮沸时物品不宜随时加入,如有中途加入物品,则在第二次水沸后重新计时。

3)水的沸点受气压影响,海拔高的地区,气压低,水的沸点也低,需适当延长煮沸时间,海拔每增高300 m,消毒时间延长2分钟。

3. **日光暴晒法** 是通过日光中的紫外线来杀灭物品表面病菌的一种方法。

(1)适用范围:可用于被褥、床垫、毛毯、衣服等的消毒。

(2)注意事项:将物品直接暴露在日光下暴晒,每隔2小时翻动1次,6小时即可达到消毒目的。

4. **微波消毒法** 微波炉也可以用来消毒餐具,是一种简捷、快速、均匀而且高效的家庭消毒方法。

(1)适用范围:可用于毛巾、纱布、餐具、抹布等的消毒。

(2)注意事项

1)干燥的瓷碗、竹筷及洗碗布等应用水浸湿后消毒,玻璃、塑料餐具应浸泡于水中或用湿布包裹后再消毒。

2)干燥金属餐具不能在微波炉中消毒,因为可能产生电火花,损坏磁控管。

(二)化学消毒灭菌法

1. **化学消毒灭菌的原理** 是使菌体蛋白质凝固变性,酶蛋白失去活性,抑制细菌代谢和生长,或破坏细菌细胞的结构,改变其通透性,使细胞破裂、溶解,从而达到消毒灭菌的作用。用于消毒的化学药物称为消毒剂。有的消毒剂杀菌能力较强,可以达到灭菌的效果,也可称为灭菌剂。

2. **根据消毒剂的杀菌能力选择消毒剂**　消毒剂按杀菌能力强弱一般可分为 3 级。

(1) 一级：为高效消毒剂,它们能杀灭各种细菌繁殖体、真菌、病毒和细菌芽孢。如过氧乙酸、漂白粉、过氧化氢、臭氧、甲醛、碘酊等。

(2) 二级：为中效消毒剂,它们能杀灭细菌繁殖体、结核杆菌、病毒,但不能杀灭芽孢。如高锰酸钾、乙醇等。

(3) 三级：为低效消毒剂,它们能杀灭细菌繁殖体、部分真菌和亲脂性病毒,不能杀灭结核杆菌、亲水性病毒和芽孢。如新洁尔灭、氯己定(洗必泰)等。

3. **化学消毒剂的使用原则**

(1) 根据物品的性能和各种病原微生物的特性,选择合适的消毒剂。

(2) 严格掌握消毒剂的有效浓度、消毒时间及使用方法。

(3) 消毒剂应定期更换,易挥发的要加盖,并定期检测,调整浓度。

(4) 待消毒的物品必须先洗干净、擦干。

(5) 消毒液中不能置放纱布、棉花等物,因这类物品可吸附消毒剂而降低其消毒效力。

(6) 消毒后的物品在使用前用无菌生理盐水冲干净,以避免消毒剂刺激人体组织。

4. **常用的化学消毒剂**

(1) 2.5%～5%碘酊：用于皮肤消毒。

(2) 75%乙醇：用于皮肤消毒、器械浸泡 30 分钟以上。

(3) 漂白粉：常用于排泄物的消毒。

(4) 含有效氯的消毒液：一般物品消毒时含有效氯溶液的浓度为 250～500 mg/L。常用于地面、桌、椅、家具、餐(饮)具、便器等的浸泡消毒。

5. **化学消毒剂的消毒方法**

(1) 浸泡法：将被消毒的物品洗净、擦干后浸没在消毒液中。

(2) 擦拭法：用化学消毒剂擦拭物体表面。

(3) 喷雾法：用喷雾器均匀地喷洒消毒剂,进行空气或物体表面消毒。

(4) 熏蒸法：将消毒剂加热成气体,对空气、物品进行消毒。

■ 四、常用物品的消毒方法

1. **室内空气消毒的方法和注意事项**　见表 3-1-1。

表 3-1-1　室内空气消毒的方法和注意事项

清洁和消毒方法	使用方法	注意事项
自然通风法	每日早晨起床后打开门窗通风半小时,可使室内空气净化	
紫外线消毒法	1. 家庭常用低臭氧紫外线灯,每 5～15 m² 面积安装 1 只 30 W 灯管 2. 通常只要其紫外线强度不低于 100 μW/cm³,照射 1 小时以上,就可杀灭室内空气中 90%以上的微生物	1. 应保持紫外线灯表面清洁,每周用酒精布巾擦拭 1 次 2. 发现灯管表面有灰尘、油污等时,应随时擦拭 3. 不应使紫外线光源直接照射到人
化学熏蒸法	用 15%过氧乙酸(7 ml/m³)加热蒸发,相对湿度 60%～80%,室温熏蒸 2 小时	

2. 餐具和茶杯的消毒方法和注意事项　见表3-1-2。

表3-1-2　餐具和茶杯的消毒方法和注意事项

清洁和消毒方法	使用方法	注意事项
煮沸消毒	将待消毒物品完全浸没水中,加热水沸腾后维持≥15分钟	1. 从水沸腾时开始计消毒时间,中途加入物品应重新计时 2. 消毒物品应保持清洁,所消毒的物品应全部浸没于水中,可拆卸物品应拆开 3. 高海拔地区,应适当延长煮沸时间 4. 煮沸消毒用水宜使用软水
蒸汽流通消毒	家庭可使用蒸锅消毒,当水沸腾后产生水蒸气,时间为15～30分钟	1. 消毒作用时间应从水沸腾后有蒸汽冒出时算起 2. 消毒物品应清洁干燥,垂直放置物品之间留有一定空隙 3. 高海拔地区应适当延长消毒时间
浸泡法	用含有效氯500 mg/L的消毒液浸泡>10分钟	疑有传染性疾病病菌的餐具采用消毒→清洁→再消毒的方法,用含有效氯2 000～5 000 mg/L消毒液,浸泡>30分钟
食用消毒柜消毒法	应严格按照厂家提供的消毒柜说明书使用	

3. 衣物被褥的消毒方法和注意事项　见表3-1-3。

表3-1-3　衣物被褥的消毒方法和注意事项

内容	清洁和消毒方法	使用方法	注意事项
衣物的消毒	日光暴晒	将物品放在直射阳光下暴晒6小时	定时翻动,使物品各面均能受到日光照射
	浸泡法	用含有效氯250～500 mg/L的消毒液浸泡	疑有传染性疾病的用2 000 mg/L有效氯消毒液浸泡30～60分钟
被褥的消毒	日光暴晒	将物品放在直射阳光下暴晒6小时	定时翻动,使物品各面均能受到日光照射
	臭氧消毒	在密闭空间内相对湿度≥70%,采用20 mg/m³浓度的臭氧,作用60～120分钟	臭氧为强氧化剂,使用时对多种物品有损坏,包括使铜片出现绿色锈斑,橡胶老化、变色、弹性降低,织物漂白褪色等

4. 地面和物体表面的消毒方法和注意事项　见表3-1-4。

表3-1-4　地面和物体表面的消毒方法和注意事项

清洁和消毒方法	使用方法	注意事项
湿式拖地	地面和物体表面无明显污染时,采用湿式清洁	疑有传染性病菌的地面用1 000 mg/L有效氯湿式拖地或喷洒作用30分钟

（续表）

清洁和消毒方法	使用方法	注意事项
喷洒	有污染时 250～500 mg/L 有效氯消毒液湿式拖地或喷洒作用 30 分钟	喷雾消毒时，要求地面表面均匀湿透

5. 便器和排泄物的消毒方法和注意事项　见表 3-1-5。

表 3-1-5　便器和排泄物的消毒方法和注意事项

内容	清洁和消毒方法	使用方法	注意事项
1. 便器的消毒	浸泡法	用含氯消毒剂 500～1 000 mg/L 浸泡 30 分钟	水剂应于阴凉处避光、密闭保存。使用液应现配现用，使用时限≤24 小时
2. 分泌物、排泄物的消毒	浸泡法	用含氯消毒剂干粉加入分泌物、排泄物中，使有效氯含量达到 10 000 mg/L（比例为 1∶20），搅拌后作用＞2 小时	粉剂应于阴凉处避光防潮密封保存

6. 清洁用品的消毒方法和注意事项　见表 3-1-6。

表 3-1-6　清洁用品的消毒方法和注意事项

内容	清洁和消毒方法	使用方法	注意事项
布巾和地巾	手工清洗与消毒	1. 擦拭布巾清洗干净，在 250 mg/L 有效氯消毒剂（或其他有效消毒剂）中浸泡 30 分钟，冲净消毒液，干燥备用 2. 地巾清洗干净，在 500 mg/L 有效氯消毒剂中浸泡 30 分钟，冲净消毒液，干燥备用	布巾、地巾应区分使用
	自动清洗与消毒	使用后的布巾、地巾等物品放入清洗机内，按照清洗器产品使用说明进行清洗与消毒。一般程序包括水洗、洗涤剂洗、清洗、消毒、烘干、取出备用	

第二节

无 菌 技 术

一、概念

无菌技术是指在医疗护理操作过程中，防止一切微生物侵入人体和防止无菌物品、无菌区域被污染的技术。

二、无菌技术的操作原则

(1) 无菌操作环境应清洁、宽敞,定期消毒;物品布局合理,无菌操作前半小时应停止清扫工作,减少走动,避免尘埃飞扬。

(2) 无菌操作前,工作人员要戴好帽子和口罩,修剪指甲并洗手,必要时穿无菌衣、戴无菌手套。

(3) 进行无菌操作时,应首先明确无菌区、非无菌区、无菌物品的概念。无菌区指经灭菌处理且未被污染的区域,非无菌区指未经灭菌处理或虽经灭菌处理但又被污染的区域。无菌物品是指通过物理或化学方法灭菌后保持无菌状态的物品。

(4) 无菌物品必须与非无菌物品分开放置,并且有明显标志;无菌物品不可暴露于空气中,应存放于无菌包或无菌容器中;无菌包外需标明物品名称、灭菌日期,并按失效期先后顺序摆放。无菌包的有效期一般为7日,过期或受潮应重新灭菌。

(5) 进行无菌操作时,操作者身体应与无菌区保持一定距离,取放无菌物品时,应面向无菌区。取用无菌物品时,应使用无菌持物钳;手臂应保持在腰部或治疗台面以上,不可跨越无菌区,手不可接触无菌物品,无菌物品一经取出,即使未用,也不可放回无菌容器内;避免面对无菌区谈笑、咳嗽、打喷嚏,如用物疑有污染或已被污染,应予更换并重新灭菌,非无菌物品应远离无菌区。

(6) 一套无菌物品只供一位护理对象使用一次。

三、无菌技术操作法

(一) 口罩的使用

1. **目的**　保护护理对象和工作人员,防止飞沫污染无菌物品或清洁物品。

2. **用物准备**　口罩、污物袋。

3. **操作步骤**

(1) 洗手。

(2) 戴清洁口罩。

(3) 口罩要罩住口、鼻部位及下颌部,并系带,戴上口罩后不可用污染的手接触口罩(图3-1-1)。

(4) 脱口罩时应先洗手,取下后双手捏住口罩两侧带子,将污染面向内折叠,放入胸前小口袋或小塑料袋内,手不可接触污染面。

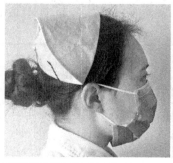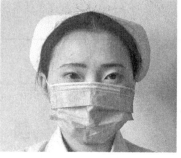

图3-1-1　戴口罩

4. **注意事项**

(1) 口罩用后取下,不能挂在胸前。

(2) 纱布口罩使用 4～8 小时应更换,潮湿后应立即更换。

(3) 每次接触严密隔离护理对象后应立即更换口罩。

(4) 使用一次性口罩不超过 4 小时,用毕丢入污物桶。

(二) 避污纸的使用

1. **目的** 用避污纸垫着拿取物品或做简单操作时,可保持双手或物品不被污染,以省略消毒程序。

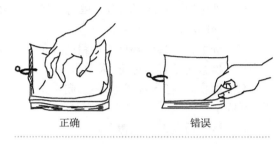

2. **操作步骤**

(1) 取避污纸时,从页面抓取,不可掀开撕取(图3-1-2)。

(2) 避污纸用后随即丢入污物桶,集中焚烧处理。

正确   错误

3. **注意事项** 在使用过程中,注意保持避污纸清洁以防交叉感染。

图 3-1-2 避污纸的使用

(三) 卫生洗手法

1. **目的** 在执行医疗护理操作时,避免污染无菌物品或清洁物品,可以避免感染和交叉感染。

2. **操作步骤**(图3-1-3)

(1) 掌心相对,手指并拢相互摩擦。

(2) 双手掌心对手背,手指交叉相互搓擦,交换进行。

(3) 掌心相对,双手手指交叉沿指缝相互摩擦。

(4) 两手互搓,弯曲各手指关节,互搓指背。

(5) 一手握另一手拇指旋转搓擦,交换进行。

(6) 指尖并拢在掌心中转动搓洗,交换进行。

(7) 互搓腕部。

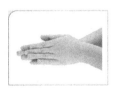
1.掌心对掌心搓揉

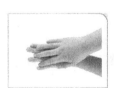
2.手指交错掌心对手背搓擦

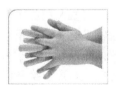
3.手指交错掌心对掌心搓擦

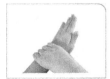
4.两手互握互搓指背

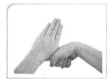
5.拇指在掌中转动搓擦

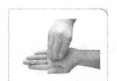
6.指尖在掌心中搓擦

图 3-1-3 六步洗手法

3. **注意事项**

(1) 冲洗时污水应从前臂流向指尖。

(2) 注意不遗留拇指、小指的侧面、指关节背面及指甲下面。

(3) 搓揉时间至少 10～15 秒。

(四) 无菌容器的使用

1. 目的　用于盛放无菌物品并保持无菌状态。

2. 用物准备

(1) 无菌持物钳、盛放无菌物品的容器。

(2) 无菌容器：常用的有无菌盒、罐、盘及储槽。

3. 操作步骤

(1) 洗手,戴口罩,根据操作目的准备环境及用物。

(2) 检查无菌容器标记、灭菌日期。

(3) 取物时,打开容器盖,内面向上置于稳妥处或拿在手中,用无菌持物钳从无菌容器内夹取无菌物品。

(4) 取物后立即将盖盖严。

(5) 手持无菌容器(如治疗碗)时,应托住容器底部(图3-1-4)。

(6) 家庭中热水瓶、锅盖的开启也采用此法。

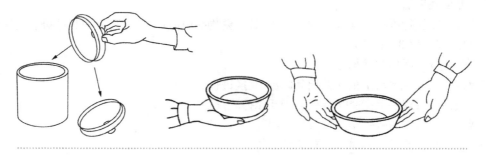

图3-1-4　无菌容器的使用

4. 注意事项

(1) 拿盖时手不可触及盖的边缘及内面。

(2) 取出无菌物品时不可触及容器的边缘。

(3) 避免容器内无菌物品在空气中暴露过久。

(4) 手指不可触及容器边缘及内面。

(五) 取用无菌溶液法

1. 目的　供护理操作用。

2. 用物准备

(1) 无菌溶液、启瓶器、弯盘。

(2) 盛装无菌溶液的容器。

(3) 治疗盘内盛棉签、消毒溶液、笔。

3. 操作步骤

(1) 洗手,戴口罩,根据操作目的准备环境及用物。

(2) 取盛有无菌溶液的密封瓶,擦净瓶外灰尘,检查核对无误后用启瓶器开启瓶盖,用拇指或双手拇指将瓶塞边缘向上翻起。

(3) 一手示指和中指套住瓶塞将其拉出,另一手拿溶液瓶,瓶签朝向掌心(图3-1-5)。

(4) 取无菌溶液时,应先倒出少许,冲洗瓶口,再由原处倒出所需溶液。

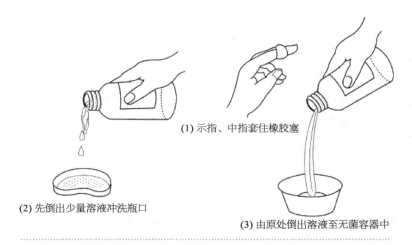

(1) 示指、中指套住橡胶塞

(2) 先倒出少量溶液冲洗瓶口

(3) 由原处倒出溶液至无菌容器中

图 3-1-5　无菌溶液的取用

（5）倒毕塞进瓶塞盖好。

4. 注意事项

（1）应认真核对瓶签上的药名、剂量、浓度和有效期，检查瓶盖有无松动，瓶身有无裂缝，以及溶液有无沉淀、浑浊或变色，以确定溶液正确，质量可靠。

（2）手不可触及瓶口及瓶塞内面，防止瓶塞被污染。

（3）倒溶液时，勿将瓶签沾湿，勿使瓶口接触容器口周围。

（4）不可将物品伸入无菌溶液瓶内蘸取溶液，已倒出的溶液不可再倒回瓶内。

（5）倒后立即塞好瓶塞，以防污染。

（6）已开启的溶液瓶内的溶液，可保存 24 小时。

第三节

隔 离 技 术

一、概念

隔离是将传染病护理对象、高度易感人群安置在指定的地方，暂时避免和周围人群接触。对传染者采取传染源隔离，其目的是控制传染源，切断传染途径，对易感人群采取保护性隔离。

二、隔离区划分

1. **清洁区**　未被病原微生物污染的区域，如厨房、其他卧室等。

2. **半污染区**　有可能被病原微生物污染的区域，如客厅等。

3. **污染区**　护理对象直接或间接接触的区域，如护理对象居住的卧室、厕所。

三、隔离的种类

1. **呼吸道隔离**　主要用于防止通过空气中的飞沫传播的感染性疾病，如肺结核、流行性脑膜炎、百日咳、流行性感冒等传染病。

2. **肠道隔离**　适用于由护理对象的排泄物直接或间接污染了食物或水源而引起传播的疾病，如伤寒、细菌性痢疾、甲型肝炎等。

3. **床边隔离**　以护理对象为单位，设立独立的环境与用具，防止交叉感染。

4. **保护性隔离**　也称反向隔离，适用于抵抗力低下或极易感染的患者，如严重烧伤、早产儿、白血病、脏器移植及免疫缺陷患者等。

5. **终末消毒处理**　是指对护理对象度过隔离期或死亡后其居室、用物、医疗器械等的消毒处理。

■ 四、隔离的原则

(1) 隔离居室或隔离窗前悬挂隔离标志，门口放有浸消毒液的脚垫。

(2) 护理人员进入隔离室要穿工作衣，戴口罩，必要时穿隔离衣。

(3) 严格执行探视制度，向护理对象及其家属做好解释工作，以取得配合。

(4) 做好护理对象的思想工作，解除他们的恐惧和紧张情绪。

(5) 穿隔离衣前必须将护理操作用物都准备齐全。

(6) 要经医生下达医嘱后才可解除隔离。

(7) 隔离护理对象用过的物品不可用于其他护理对象。

■ 五、不同隔离方式的具体要求

1. 呼吸道隔离的具体要求

(1) 呼吸道隔离的房间要保持室内空气流通，采用自然通风或消毒液喷洒，每日2次。

(2) 护理对象应独处一室，有条件时尽量使隔离房间远离其他居室。

(3) 工作人员进入居室需戴口罩、帽子，必要时穿隔离衣。

(4) 护理对象口鼻分泌物需经严格消毒处理后方可排放。

2. 肠道隔离具体要求

(1) 护理对象应独居一室，需做好床边隔离。

(2) 工作人员接触护理对象时需穿隔离衣，戴口罩，接触污染物时戴手套。

(3) 居室应有防蝇设备，并做到无蟑螂、无鼠。

(4) 护理对象的食具、便器应专用，严格消毒。

(5) 剩余的食物或排泄物均应消毒处理后再排放。

(6) 污染的物品应放入带盖的分类桶中进行消毒处理。

3. 床边隔离具体要求

(1) 居室外悬挂醒目的隔离标记。

(2) 门口放置消毒液浸湿的脚垫。

(3) 床边设立隔离衣悬挂架。

(4) 床边配备一盆消毒液或快速手消毒液。

(5) 放置专用桶用于盛放护理对象使用过的食具以及污物桶。

(6) 使用一次性擦手纸或避污纸。

4. 保护性隔离具体要求

(1) 护理对象住单独房间。

（2）护理人员进行护理操作前应准备好用物,穿隔离衣,戴口罩、帽子。

（3）凡患呼吸道疾病或咽部带菌者,包括工作人员均应避免接触患者。

（4）居室内空气、地面、家具等均应严格消毒并通风换气。

（5）探视者应采取相应的隔离措施。

5. 疑有传染病床单位的终末处理

（1）将护理对象移至其他房间。

（2）关闭居室门窗,打开床旁桌,摊开棉被,竖起床垫,用消毒液熏蒸。

（3）熏蒸后打开门窗,用消毒液擦拭家具、地面。

（4）被服类放入污物袋,专门处理后再清洗。

（5）床垫、棉被和枕芯可用日光暴晒法处理。

（6）污染物品应放入带盖的分类桶中进行消毒。

> 课后习题 <

概述

[判断题]

1. 消毒是指用物理或化学的方法将物品中的所有微生物全部杀灭,使物体呈没有微生物存在的状态。（　　）

2. 消毒与灭菌是两个不同的概念,消毒处理不一定都达到灭菌要求,而灭菌一定是能达到消毒要求的。（　　）

3. 做好清洁消毒工作具有很重要的意义,利于为老年人提供清洁安全的生活环境,以保护老年人的身体健康。（　　）

[单选题]

1. 用物理或化学的方法将物品中的病原微生物杀死的称为（　　）

　　A. 清洁　　　　　　　B. 消毒　　　　　　　C. 灭菌　　　　　　　D. 无菌

2. 75％的乙醇属于（　　）

　　A. 清洁剂　　　　　　B. 消毒剂　　　　　　C. 灭菌剂　　　　　　D. 无菌剂

3. 家庭的清洁消毒对体弱的老年人来说可有效预防（　　）

　　A. 慢性疾病　　　　　B. 感染性疾病　　　　C. 意外事件　　　　　D. 各种并发症

常用的物理消毒方法

[判断题]

1. 焚烧法是一种简单、迅速、彻底有效的化学消毒方法。（　　）

2. 75％的乙醇是常用的燃烧剂,在火焰未灭前不可添加乙醇,以免引起火灾或烧伤。（　　）

3. 煮沸法是把物品放入水中,水煮沸至100 ℃,保持3分钟来杀灭细菌的一种方法。（　　）

4. 煮沸时水量需足够,物品必须完全浸没在水面以下,盆不可重叠。（　　）

5. 日光照射消毒法是通过日光中紫外线杀灭病菌的作用,对物品进行照射消毒方法。（　　）

6. 日光照射消毒法多用于被褥、床垫、毛毯、衣服等的辅助消毒。（　　）

7. 紫外线消毒是利用紫外线对细菌的杀灭作用,对物品进行消毒的方法。(   )

8. 空气、床垫、便盆等物品可用紫外线灯管消毒。(   )

9. 用紫外线灯管进行床单位消毒时,只需将老年人身体用毛巾遮盖即可。(   )

10. 紫外线灯管消毒时,因其穿透力强,物品表面有被单遮盖也无所谓。(   )

[单选题]

1. 下列哪些物品适用于焚烧法(   )

    A. 剪刀、锐利的针　　　　　　　　　　　　B. 塑料用具

    C. 带病菌且无保留价值的物品　　　　　　D. 床单、衣物类

2. 为防止引起火灾,在焚烧过程中要远离(   ),防止发生火灾

    A. 人群　　　　　　B. 居室　　　　　　C. 物品　　　　　　D. 氧气、汽油

3. 煮沸时应注意(   )

    A. 物品洗刷干净　　　　　　　　　　　　　B. 物品重叠整齐

    C. 物品不需隔开　　　　　　　　　　　　　D. 物品煮沸保持3分钟

4. 煮沸物品时,应在水煮沸至100 ℃时保持(   )

    A. 1～3分钟　　　　　　　　　　　　　　B. 3～5分钟

    C. 1～5分钟　　　　　　　　　　　　　　D. 5～10分钟

5. 被褥进行日光照射时,应将物品直接放在日光下照射(   ),每隔2小时翻动1次

    A. 1小时　　　　　　B. 3小时　　　　　　C. 5小时　　　　　　D. 6小时

6. 日光照射法是通过(   )杀灭病菌的作用,对物品进行照射消毒

    A. 短波　　　　　　B. 紫外线　　　　　　C. 红外线　　　　　　D. 长波

7. 下列可用紫外线灯管进行消毒的物品有(   )

    A. 空气、被褥、床垫、毛毯　　　　　　　　B. 空气、被褥、餐具、毛毯

    C. 毛毯、床垫、便器　　　　　　　　　　　D. 床、被褥、床垫、茶杯

8. 紫外线灯管消毒被褥时,其照射物品的有效距离不超过(   )

    B. 1 m　　　　　　B. 2 m　　　　　　C. 3 m　　　　　　D. 4 m

9. 用紫外线灯管对老年人床单位进行消毒时,要注意的是(   )

    A. 老年人的衣物用毛巾遮盖

    B. 老年人的床单位用毛巾遮盖

    C. 老年人的眼睛和皮肤用毛巾遮盖

    D. 老年人的餐具、茶杯用毛巾遮盖

10. 可选用(   )进行紫外线灯管清洁

    A. 75％有效氯消毒剂　　　　　　　　　　B. 95％有效氯消毒剂

    C. 75％乙醇　　　　　　　　　　　　　　D. 95％乙醇

常用的化学消毒剂

[判断题]

1. 化学消毒灭菌法是指应用化学药物消毒剂抑制微生物的生长繁殖,或杀死微生物的消毒方法。(   )

2. 常用的化学消毒剂主要用于黏膜消毒。(   )

[单选题]

1. 下列哪个消毒方法属于化学消毒(　　)

　　A. 煮沸消毒　　　　　　　　　　　B. 紫外线灯管消毒

　　C. 焚烧消毒　　　　　　　　　　　D. 有效氯溶液浸泡消毒

2. 用于皮肤消毒的化学消毒剂是(　　)

　　A. 漂白粉　　　　　　　　　　　　B. 75％乙醇

　　C. 2％戊二醛　　　　　　　　　　D. 含有效氯的消毒剂

日常用品的消毒方法

[判断题]

1. 漂白粉与粪便按比例充分混合后即可达到消毒要求。(　　)

2. 对疑有传染的排泄物,正确的处理方法是将排泄物倾倒后,便器浸泡于消毒液中。(　　)

3. 餐具和茶杯的消毒方法目前只能选择煮沸法或浸泡法两种。(　　)

4. 对疑有传染的餐具,正确的处理方法用洗涤剂清洗后将餐具浸泡于消毒液中。(　　)

5. 焚烧法常用于对衣物、被褥的消毒。(　　)

6. 被褥消毒可采用日光暴晒 6 小时,每 2 小时翻动 1 次的方法进行。(　　)

7. 老年人居室的地面,除非疑似传染,一般情况下不必做定期的消毒处理。(　　)

8. 对居室家具进行喷雾消毒时,要求家具表面均匀湿透即可达到要求。(　　)

[单选题]

1. 浸泡便器的有效氯浓度正确的是(　　)

　　A. 250 mg/L　　　　B. 500 mg/L　　　　C. 2 000 mg/L　　　　D. 2 500 mg/L

2. 漂白粉用于排泄物消毒时,其与粪便的比例为(　　)

　　A. 1∶5　　　　　　B. 1∶4　　　　　　C. 1∶3　　　　　　D. 1∶2

3. 对餐具和茶杯用有效氯溶液进行浸泡,其浓度和时间正确的是(　　)

　　A. 200～250 mg/L, 30 分钟　　　　　B. 250～500 mg/L, 30 分钟

　　C. 500～750 mg/L, 30 分钟　　　　　D. 750～1 000 mg/L, 30 分钟

4. 疑有传染性疾病的餐饮具采用消毒—清洁—消毒的方法进行,有效氯消毒液浸泡的浓度和时间为(　　)

　　A. 250 mg/L, 30～60 分钟　　　　　B. 500 mg/L, 30～60 分钟

　　C. 750 mg/L, 30～60 分钟　　　　　D. 1 000 mg/L, 30～60 分钟

5. 衣服及床单位若采用有效氯消毒液浸泡,其有效浓度及时间正确的是(　　)

　　A. 250～500 mg/L, 30 分钟　　　　　B. 500～750 mg/L, 30 分钟

　　C. 750～1 000 mg/L, 30 分钟　　　　D. 1 000～2 000 mg/L, 30 分钟

6. 被褥类常用的消毒方法是(　　)

　　A. 高压蒸汽消毒　　B. 煮沸　　　　　C. 焚烧　　　　　　D. 日光暴晒

7. 床边桌、椅、家具、居室地面、轮椅等进行有效氯消毒液消毒的浓度和时间是(　　)

　　A. 250～500 mg/L, 30 分钟　　　　　B. 500～750 mg/L, 30 分钟

　　C. 750～1 000 mg/L, 30 分钟　　　　D. 1 000～2 000 mg/L, 30 分钟

8. 床边桌、椅、家具、居室地面、轮椅等可采用的消毒方式有(　　)
   A. 湿式揩拭或喷洒　　　　　　　　　　B. 高压蒸汽消毒
   C. 煮沸消毒　　　　　　　　　　　　　D. 日光暴晒

无菌技术

[判断题]

1. 无菌物品取出后,若未使用,应尽快放回无菌容器内。(　　)
2. 保护性隔离适用于抵抗力低下或极易感染的患者。(　　)

[单选题]

1. 无菌包的有效期一般为(　　)日
   A. 3　　　　　　　　B. 5　　　　　　　　C. 7　　　　　　　　D. 11
2. 六部洗手法的第 3 步是(　　)
   A. 双手并拢相互搓擦,再交叉沿指缝相互搓擦
   B. 一手握另一手拇指旋转搓擦,交换进行
   C. 手心对手背沿指缝相互搓擦,交换进行
   D. 5 个手指尖并拢在另一手掌心旋转搓擦,交换进行

隔离

[判断题]

1. 隔离就是指控制传染源。(　　)
2. 无菌操作前,工作人员要戴好帽子和口罩。(　　)
3. 根据隔离的原则应穿完隔离衣再准备护理操作用物。(　　)
4. 呼吸道隔离的房间每日至少 4 次通风或消毒喷洒。(　　)

[单选题]

1. 护理对象直接或间接接触的区域,护理对象居住的卧室、厕所成为(　　)
   A. 清洁区　　　　B. 半清洁区　　　　C. 污染区　　　　D. 半污染区
2. 对流行性感冒患者应采取(　　)措施
   A. 消化道隔离　　　B. 呼吸道隔离　　　C. 床边隔离　　　D. 保护性隔离
3. 为保护性隔离患者进行护理操作前,工作人员应穿戴好以下用品,除了(　　)
   A. 口罩　　　　　B. 眼镜　　　　　C. 手套　　　　　D. 隔离衣
4. 疑有传染病床单位的终末处理,首先应该(　　)
   A. 熏蒸　　　　　B. 紫外线消毒　　　C. 消毒液擦洗　　　D. 清洗

第二章

营造良好的居住环境

学习目标

> 能够为老人安排合适的居室环境。
> 能够为老人清洁整理床单位、居室。

引导案例

　　王大爷72岁,老伴79岁。王大爷平素身体健康,每日买菜、做饭能自己完成。他每日去公园活动2小时,能做到持之以恒练习太极拳。前阶段王家儿子为父母亲购置了一套底楼、独门独户的新房,目前正进入装修、布置阶段。

　　问题与思考:①老人居室设计应注意哪些环境要求? ②老人居室环境应如何清洁与整理?

第一节

居 室 环 境

　　居室是老年人所住的重要场所,尤其高龄老人在居室的生活时间更多,良好的居室环境可以防止疾病的传播,保证老年人延年益寿,是老年人平安、健康的保证。居室的整洁卫生直接关系到老年人的正常生活与身心健康,良好的居室环境是保证老年人正常生活的基本条件。

一、适宜的温度与湿度

适宜的温度有利于老年人的休息和生活,室内应备有温度计,以随时监测室温的变化。

(一)居室的温度与湿度

1. **室温**　夏季22~24 ℃,冬季18~21 ℃。
2. **湿度**　夏季60%~70%,冬季50%~60%。

(二)室内温度与湿度调节方法

居室内的湿度是指在一定温度下,空气中含水蒸气的量占其达到饱和时含量的百分比。

(1)在炎热的夏天,老年人可因散热不良而引起体温升高,此时可在白天将门窗关闭,不让外面的热气进入室内,晚上气温稍低时,将门窗打开通风;亦可用电风扇或空调来降低室内温度。另外,可采取室内放冰块的方法来降低室温;也可用温水毛巾经常擦拭身上的汗水,使人感觉凉爽舒适。但电风扇不能直吹老年人身体,空调温度不能调得太低,空调调至 26 ℃较为适宜。使用电扇、空调的时间不能太长,以免引起着凉。

(2)冬季室温过低,老年人因产热功能下降而出现怕冷、肢体不灵活、手脚冰冷和僵硬等症状。此时可采用取暖设备来提高室内温度或机体温度。取暖设备有空调、热水袋、电热炉、火炉、煤气炉等。使用热水袋要注意防止烫伤,采取防触电、防火、防煤气中毒等措施,要注意安全,以免发生意外。

(3)湿度高于 80%,则空气潮湿,容易滋生细菌,有利于细菌繁殖,人体水分蒸发慢,老年人会有不适感。可开窗通风。

(4)室内湿度低于 30%时,空气过于干燥,机体水分蒸发过快,可导致呼吸道黏膜干燥、咽痛、口渴。可在地上洒水或用水拖地,在室内放一盆水或湿毛巾,达到提高室内湿度的目的。

二、幽静

(1)幽静的环境使人心情舒畅,强烈的噪声可使人听觉的敏感度下降,注意力不集中和食欲下降,甚至引起失眠。

(2)世界卫生组织(WHO)规定的噪声标准:白天病区理想的强度在 35~40 dB;我国规定白天 40 dB 以下,夜间 30 dB 以下。

(3)护理人员应做到四轻:说话轻、走路轻、操作轻、开关门轻。

(4)居室内桌椅脚应钉上橡皮垫;刮风时应及时关好门窗,以免发生撞击巨响或打碎玻璃。

(5)在老年人居室工作,应穿软底鞋。

三、整洁

1. 居室物品整理

(1)居室内柜桌椅等物品应排列整齐,位置固定,及时整理,保证安全。

(2)床上不宜放置过多物品。

(3)放置食品的抽屉应与其他物品分开放置。

2. 居室及物品清洁

(1)老人的排泄物、废弃物应及时取走,保持居室的环境清洁。

(2)每日抹布擦拭地面、门窗、家具。整理床单元时由于灰尘飞扬,应采用湿式的小毛巾刷床。

(3)老人用物品(痰杯、脸盆、开水杯等)每日清洁刷洗,茶杯、便盆、便壶每周浸泡消毒 1 次。

(4)经常保持室内厕所无臭味、积水,便器无积垢。

(5)及时清洗餐具,抹布分开,定期清扫居室的墙壁。

四、通风

通风目的是调节室内温度,增加含氧量,降低空气中病原微生物的密度。

1. **夏季**　门窗应经常打开,使空气流通。开窗时间在每日的早、中、晚 3 个时段,开窗通风 3 次基本就能够维持室内空气的新鲜。上午 9～11 时、下午 2～4 时是开窗换气的最佳时间,因为这两个时间段内空气质量最好,每次通风 30 分钟。

2. **冬季**　每日应开窗通风 1 次,根据气温决定。在冬季门窗全部打开、室内外空气对流良好的情况下,经过 15 分钟就可让室内与室外的空气交换一遍。开窗时应避免对流风,对老弱病者要及时添加衣服,以免受凉。

五、采光和照明

居室内光线应充足,与日光直接接触。因为阳光中的紫外线具有杀菌作用,如情况许可,老年人应去室外活动,但要避免阳光直接照射头部,以免引起头晕目眩。必要时采用人工光线提供照明,夜间尽可能使用地灯或小灯,以免影响睡眠和如厕时发生意外。

1. **夏季**　天亮较早,光线较强,影响老人睡眠,早、中、晚应多将窗帘拉上。

2. **冬季**　可打开窗户让阳光直接晒到室内,但不要使阳光直射到老人眼睛。

六、安全

居室内物品应摆放整齐,位置相对固定,用后及时整理,以确保老年人的行走安全。

1. **避免跌倒损伤**

(1) 地面:不设梯级,有水迹及时擦干。

(2) 卧室:尽量靠近卫生间和浴室,便于出入。

(3) 过道:设立无障碍通道。

(4) 浴室:防滑,并设有扶手。

2. **预防感染**　按要求做好居室内清洁、消毒工作。

3. **避免造成老年人的心理损伤**　要杜绝由于护理员言语不当造成老年人的心理损伤。

| 第二节 |

床单位的整理

一、操作前的准备工作

1. **护理员准备**　操作中做到服装鞋帽整洁,仪表大方,举止端庄,语言柔和恰当,态度和蔼可亲。

2. **环境准备**　安静整洁,通风良好,30 分钟内停止清扫,无进餐、治疗。

3. **用物准备**　用物准备齐全,按序摆放,可以使用。

4. **老年人准备**　老年人身份确认,评估老人是否神志清楚、回答切题、愿意配合。

二、有人床整理

1. **目的**

(1) 使居室整洁美观。

(2) 使床单位平整、舒适,预防压疮。

2. 评估

(1) 老人是否意识清醒,能否配合。

(2) 床单元整洁度。

3. 用物准备　床刷、扫床巾(略湿)。

4. 操作步骤

(1) 护理员准备:洗手、戴口罩。

(2) 老人准备:核对、解释并做好心理安抚,取得配合(按需先助便溺)。

(3) 整理床单:松开盖被并协助老人翻身侧卧,背向操作者。松开近侧被单,用床刷自枕下刷向床尾,扫尽床上渣屑。同铺床法铺好近侧床单,再助老人翻身至近侧,面向操作者。操作者转至对侧,同法整理并铺好对侧床单。

(4) 整理盖被:把棉胎被套拉平、对齐,叠成被筒盖好。

(5) 整理枕头:取下枕头,拍松,再置于老人头下。

(6) 整理用物:物归原处,整理居室环境,保持整洁美观。

三、铺备用床

1. 目的

(1) 使居室整洁美观。

(2) 使床单元平整、舒适,便于老人就寝;供新入院老人使用。

2. 原则　符合舒适、平整、安全、实用原则。

3. 评估

(1) 床单元的设施是否齐全、完好无损。

(2) 床上用品是否齐全、清洁、符合规格、折叠符合要求。

4. 用物准备　棉胎(毛毯)、床单、被套、枕套、枕芯。按取用顺序,由下而上放置枕芯、枕套、棉胎(S形)、被套、大单。

5. 操作步骤

(1) 洗手、戴口罩。

(2) 开窗通风。

(3) 将所用物品放入护理车,推至床尾。

(4) 移床旁桌距床 20 cm,移椅子至床尾正中距床 15 cm,将所备用物按使用顺序放于床尾椅子上。

(5) 翻转床垫:自上而下(视情况左右均可),上缘需紧靠床头。

(6) 铺床单包角:床单放在床垫上,正面向上,对准床垫中线,分别左右散开。先铺床头,一手托起床垫,一手握住床单,用床单包裹床垫,使其以床为界与床边呈等边三角形。先将下部分平塞床垫下,再塞上半部分,完成左上角的铺法,同法铺床尾床单。两手拉紧床单中部边缘,向内塞入(双手掌心向上)床垫下。转至对侧,同法铺床头、床尾的床单(图 3 - 2 - 1)。

(7) 套好被套

1) S式:被套正面向上对准床中线平铺于床上,将被套开口端上层打开至 1/3 处,将折好的 S 形棉胎置于被套的开口处,拉棉胎上缘至被套封口处,棉胎角装入被套角,再将竖折的棉胎两边拉开和被套平齐,于床尾处拉平棉胎及被套,系好带子,盖被上缘与床头并齐,边缘向内折和床沿平齐,折成被筒,棉胎尾端向内折叠与床尾平齐(图 3 - 2 - 2)。

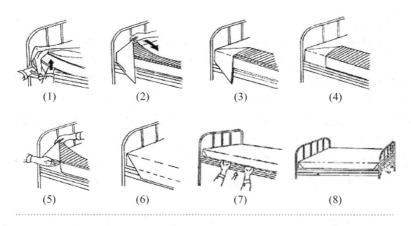

图 3 - 2 - 1 铺床角法

2）卷筒式：将被套正面向内平铺于床上，开口端朝床尾。棉胎平铺于被套上，上端与被套封口对齐，将棉胎同被套上层一并由床尾卷至被套上缘距床头，自开口处向内翻转，对齐拉平，系带或上拉链，两侧边缘向内折叠，平床尾。

（8）套枕套：将枕套套于枕芯，四角充实，拍松枕芯，开口处背门，横放于床头盖被上。

（9）桌椅归位：移回床旁桌椅。

（10）洗手，脱口罩，操作完毕。

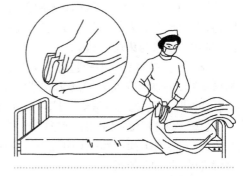

图 3 - 2 - 2 S 式套被套法

6. 注意事项

（1）铺床前应检查床的各部以及其他物品有无损坏，若有则不能使用，应维修。

（2）老人在用餐或治疗护理时暂停铺床操作。

（3）要求床头、床尾要平、整、紧，无皱褶。

（4）操作时应掌握节力原则：身体靠近床边，上身保持直立，两腿左右或前后分开稍屈膝，双腿与肩同宽，降低身体重心，增加身体稳定性，助于扩大支撑面。同时手和臂的动作要协调配合，减少重复动作，以节省体力消耗。

四、有人床更换床单法

1. 目的

（1）使居室整洁美观。

（2）使床单元平整、舒适，预防压疮。

2. 评估

（1）老人意识状况，能否配合。

（2）床单元整洁度。

3. 用物准备　棉胎（毛毯）、枕芯、大单、被套、枕套、中单、床刷（加布套或扫床巾），一床一巾，必要时备衣裤等。由下而上放枕芯、枕套、棉胎（S式）、被套、中单、橡胶单、大单。

4. 操作步骤

（1）核对解释：核对姓名、床号，向患者解释，以便取得合作。

(2) 关闭门窗：注意为患者保暖。

(3) 移开桌椅：移床旁桌距床 20 cm，移椅子至床尾正中距床 15 cm。

(4) 翻身侧卧：松开床尾盖被，移枕，协助老人翻身侧卧，背向操作者。

(5) 移去污单：松开近侧床单各层，将污中单向上卷入老人身下，扫净橡胶单，搭在老人身上。

(6) 更换床单、中单：将床单污面向内卷至其身下，并超过床单中线，自上而下扫净床垫渣屑。铺清洁床单(正面向上)，中线对齐，按铺床法铺好床单包紧近侧床头、床尾两角，最后拉紧橡胶单，铺上清洁中单一起塞入床垫下。将老人移向近侧，面向操作者。操作者转至对侧，协助老人翻身侧卧，背向操作者，松开大单、中单，将中单污面向内卷好，撤出污中单放护理车下层，扫净橡胶单搭在患者身上，将大单污面向内卷好，撤出污单放护理车下层。自上而下扫净床垫渣屑，同法铺好床单、中单。

(7) 更换被套：床尾松开被套，从开口处将棉胎先近侧纵行折叠 1/3，同法折叠对侧，手持棉胎前端，呈"S"形折叠从尾端拉出，放于椅上。将清洁被套正面向外平铺于污被套上，套被套法将棉胎放置于清洁被套内。先铺对侧棉胎，角对角，边对边，再铺近侧棉胎，角对角，边对边。套好被套后，撤出污被套放入护理车下层，整理盖被，头端不虚边，近侧折成被筒，转至对侧折成被筒，将被尾按需向内折叠，与床尾平齐。

(8) 更换枕套：一手托起患者头部，另一手取出枕头，撤下污枕套，换上清洁枕套，四角充实，拍松枕芯，平放于老人头下，开口处背门。

(9) 取舒适位：支起床头、床尾支架，协助患者取舒适卧位。

(10) 桌椅归位：移回床旁桌椅。

(11) 整理用物：物品集中处理，用物按要求先清洗再消毒处理，如有传染病，先消毒，再清洗，再消毒处理，物归原处。

5. **注意事项**

(1) 确保老人安全舒适，与老人保持沟通交流。

(2) 操作时动作轻稳，减少不必要的翻动，帮助老人翻身侧卧时应正确，切忌拖、拉、推。操作过程中注意保暖。

(3) 必要时可两人协同铺床，配合默契，注意节力原则。床单要平、整、紧。

(4) 视病情使用床档，以免发生意外。

(5) 有人床更换被套时，被子不要遮盖老人的脸部。

(6) 根据需要铺设橡皮单和中单。其中线和床中线对齐，上缘距床头 45～50 cm(相当于肘至指端)，床缘的下垂部分一并塞入床垫下。

(7) 注意安全，加床档；保护隐私。

课后习题

[判断题]

1. 老年人居室冬季温度不应低于 25 ℃。(   )

2. 室内放一盆水或湿毛巾，可达到提高室内湿度的目的。(   )

3. 噪声的强度最好保持在 80 dB。(   )

4. 强烈的噪声可使人听觉的敏感度下降。(   )

[单选题]

1. 湿度过低,空气干燥,导致以下不适,除了(　　)

　　A. 眼睛酸痛　　　　　　B. 呼吸道黏膜干燥　　　C. 咽痛　　　　　　D. 口渴

2. 湿度过高,空气潮湿,容易(　　)。

　　A. 咽痛　　　　　　　　B. 口渴　　　　　　　　C. 呼吸道不适　　　D. 滋生细菌

3. 要降低环境噪声,应注意以下事项,除了(　　)

　　A. 走路轻　　　　　　　　　　　　　B. 操作轻

　　C. 关门轻　　　　　　　　　　　　　D. 尽量不与照顾对象讲话

第三章

生活护理基本技能

学习目标

> 让老人感到清洁、舒适。
> 能够熟练进行床上洗头、梳头、剃须、擦浴、更换衣物等操作。
> 掌握晨间护理、晚间护理的目的及内容。
> 掌握压疮的易发部位及压疮的各期表现、护理措施。

引导案例

　　林阿婆,86岁,入住养老院5年,患脑动脉栓塞疾病,现进入康复期,平时基本卧床休息,很少移动及起床活动。

　　问题与思考：①如何为老人进行生活护理？②说出长期卧床老人容易发生压疮的部位,如何预防压疮的发生？

第一节

晨 晚 间 护 理

■ 一、晨间护理

　　清洁是人的基本生理需要之一,尤其对危重或生活不能处理的人来说,机体的清洁需求更为强烈,因此我们护理员应主动帮助老人满足其生理和心理需要。

　　1. **目的**　使老人清洁、舒适,预防压疮发生,保持居室整洁。在清晨诊疗工作前完成护理工作。

　　2. **晨间护理主要内容**

　　(1) 与老人交流沟通,了解和掌握其身心状况。

　　(2) 帮助服务对象排便、漱口、洗脸、洗手、梳头等。

（3）检查皮肤受压情况，必要时进行擦洗和局部受压处的按摩。

（4）必要时帮助老人更换床单和衣物。

（5）整理床单位，酌情开窗通风，避免受凉。

二、晚间护理

1. 目的 使老人清洁舒适；营造居室安静，空气流通的环境；易于老人入睡。

2. 晚间护理主要内容

（1）与老人交流沟通，了解和掌握其身心状况，协助老人口腔清洁、洗脸、洗手、泡脚，女性老人清洗会阴部，必要时进行预防压疮护理。

（2）为老人铺床盖被，取舒适体位。

（3）酌情关门窗、放窗帘、开地灯、关大灯，为老人营造安静舒适的睡眠环境。

（4）勤巡视、勤观察，了解老人睡眠情况，发现异常及时与医生、家属联系。

三、具体护理项目

（一）帮助老人洗脸

1. 目的 清洁脸部可去除眼屎、面部污渍、鼻耳内污物，使老人清洁舒适。

2. 评估

（1）老人的意识状态及脸部的清洁状况。

（2）老人能否配合脸部护理。

3. 用物准备 毛巾、浴巾、脸盆、温水（38～45 ℃）、润肤霜及必要时备石蜡油。

4. 操作步骤

（1）护理员准备：护理员洗手、戴口罩。

（2）核对、解释沟通，并取得配合，备齐用物至床旁。

（3）帮助老人取坐位或仰卧位。

（4）洗脸前准备：移椅于床尾同侧，放置脸盆，便于操作。

（5）洗脸：将温水注入脸盆，测水温，毛巾浸湿后绞干包在手掌上擦洗。擦拭顺序为：内眦→外眦→额部→面部→鼻部→耳部→颌部→颈部。

（6）洗脸后给老人涂润肤霜。

（7）帮助老人恢复舒适体位。

（8）整理用物，物品分类放置，归还原处。

5. 注意事项

（1）脸盆、毛巾需一人一盆一巾，不可混用。

（2）擦拭时毛巾不可太湿，包毛巾时，湿毛巾的边不可包在给老人擦洗脸部处，防止擦洗时使老人感觉不舒适或擦伤脸部的皮肤。

（3）确保水温适宜，不可过冷或过热。

（4）擦拭时力度适中，过轻或过重均会使老人不适。

（5）眼睛有眼屎时，可用湿润的毛巾或棉棒湿润后轻轻擦拭干净。

（6）耳朵内有污物时，可用湿润的棉棒轻轻地清洗耳内污物；耳垢干硬时，用棉棒蘸石蜡油浸润1～2小时后等耳垢变软后再清除。

（7）鼻腔有污物时，有面巾纸不能清除时可用棉棒蘸石蜡油涂在污垢处浸软后再清除。

(二)帮助瘫痪老人洗手

1. **目的**   清除老人手上的污垢、汗渍,保持老人手部清洁干燥;温暖老人瘫痪的手,使其暖和舒适。

2. **评估**

(1)解释操作目的,告知老人洗手相关注意事项。

(2)评估老人的意识状态及配合程度。

3. **用物准备**   毛巾、脸盆、温水(20～30 ℃)、肥皂(洗手液)、纱布、润肤霜、滑石粉等。

4. **操作步骤**

(1)护理员准备:洗手、戴口罩。

(2)核对、解释沟通,并取得配合,备齐用物至床旁。

(3)帮助老人取坐位、仰卧位或侧卧位,使其体位舒适。

(4)洗手前准备:移椅于床尾同侧,放置脸盆,便于操作。

(5)洗手:将温水注入脸盆,测水温,毛巾浸于水中。

1)卧位洗法:取侧卧位,先洗上侧的手,再洗下侧的手,将老人的手泡在温水后,由指端向近心端以安抚法擦洗,污渍难以清除的可涂上肥皂或洗手液,洗净后再换温水清洗干净,用毛巾擦干。

2)坐位洗法:铺浴巾后置脸盆,将老人的手浸泡于水中,由指端向近心端以安抚法擦洗,清洗干净,必要用洗手液。

3)洗瘫痪手:用肥皂或洗手液擦洗,将老人的手指逐一拉开,手掌面、指缝充分接触水,由指端向近心端以安抚法擦洗,洗净后擦干。用滑石粉纱布夹于瘫痪侧手指间,以确保老人手皮肤清洁、干燥。帮助老人取舒适卧位。

(6)清理用物,物品分类放置,物归原处。

5. **注意事项**

(1)水温适宜,不可过冷或过热,过冷易造成老人不适,过热易造成烫伤。

(2)助老人侧卧时翻身方法正确,不可拖、拉、推或将老人手压于身体下。

(3)清洗瘫痪手时应轻轻地将手指逐一拉开,并不时询问老人的感觉,避免用力过猛。

(4)为防止瘫痪侧手指关节发生失用性萎缩,可在手掌内垫置小毛巾或定期助其做康复运动等。

(三)床上梳头

1. **目的**   为卧床老人梳头,可使老人头发通顺、清洁、舒适、美观;按摩老人的头皮,促进头皮的血液循环。

2. **评估**

(1)老人的意识状态,头发生长状态、清洁度、皮脂分泌情况。

(2)老人能否配合做好头发护理。

3. **用物准备**   毛巾、梳子、30%乙醇、纸袋(可放脱落头发)。

4. **操作步骤**

(1)护理员准备:洗手、戴口罩。

(2)核对、解释沟通,并取得配合。

(3)枕上铺毛巾,协助老人把头转向对侧。

(4)将头发分成两股,左手握紧一股,或用梳子从头发中间梳向两边,由发根梳向发梢,遇有打结,将头发绕在示指上慢慢梳理。

（5）如头发结团，可用 30％乙醇湿润后，再小心梳顺，同法梳理另一侧。

（6）撤下毛巾，将脱落的头发置于纸袋中并弃之。

（7）整理用物，物品分类放置，归还原处。

（四）足浴

1. **目的**　通过足浴改善足部的血液循环，使老人全身保持温暖，松弛身体，易于入睡。

2. **评估**

（1）告知足浴操作目的及相关注意事项。

（2）评估老人的意识状态及配合程度。

3. **用物准备**　足浴盆、毛巾、温水（39～40 ℃）、润肤油、大浴巾、癣药（必要时）、热水瓶等。

4. **操作步骤**

（1）护理员准备：护理员洗手、戴口罩。

（2）核对、解释沟通，告知足浴相关注意事项，取得配合，备齐用物至床旁。

（3）助老人取坐位或仰卧位，体位舒适，肢体处于功能位。

（4）将温水注入足浴盆，测水温（根据老人的耐受度，但不可超过 40 ℃）。

（5）坐位洗法：让老人稳妥地坐在椅子上，足浴盆与老人的坐位合适，帮助老人拉起裤管，先让老人将单侧脚轻轻放入盆内，询问老人的感觉，合适时再将另一脚放入盆内，浸泡 15 分钟左右。

仰卧位洗法：铺大浴巾于床尾，将适合水温的足浴盆放在大浴巾上，帮助老人屈膝，膝下垫枕以使腿固定，助其拉起裤管，慢慢地将老人的一侧脚放入盆内并询问老人的感觉，合适时再将另一脚放入盆内，浸泡 15 分钟左右。足浴期间护理员应扶住老人双足，并密切观察老人的情况。

（6）足浴完毕，擦干老人的双足，放下裤管，助老人取舒适卧位。

（7）整理用物，物品分类放置，归还原处。

5. **注意事项**

（1）操作前须向老人告知足浴的注意事项及出现不舒适时及时告诉护理员。

（2）足浴前必须先测水温，防止造成烫伤。一般情况下水温可根据老人的个体差异而定，但糖尿病老人因感觉末梢敏感度下降，其水温不可随着老人的需求而操作。

（3）足浴时间应随着老人的个体差异而定，遇有老人不舒适时应立即停止。

（4）老人足浴过程中，护理员须守护在旁，严密观察老人的足部情况及全身情况，遇有异常及时停止足浴，并与医生取得联系。

（5）如足浴时需中途添加热水，须将老人的双足移出足浴盆，加入热水后测温，水温适宜后再将老人的脚慢慢放入足盆。

（6）足浴后可涂润肤油，防止老人脚部皮肤干燥。

（五）会阴部清洁护理

会阴部、手、脚是容易被污染的部位，可以在全身擦洗完毕后再清洗这些部位，能使老人倍感舒适。

目的：①清除会阴部分泌物，保持会阴及肛门周围皮肤清洁。②预防会阴部感染的发生。

评估：①观察老人的意识状态，能否自行清洁。②观察老人会阴部及肛周皮肤状况。

➤ 会阴擦洗法

1. **用物准备**　浴巾、纸尿裤、小毛巾、肥皂、干毛巾、污水桶、盆、换洗衣物。

2. 操作步骤

(1) 护理员准备：洗手、戴口罩。

(2) 核对、解释沟通,并取得配合。

(3) 向洗脸盆里注入比体温稍高(37 ℃)的热水,将小毛巾充分浸湿后(轻拧至不滴水即可),擦洗会阴部。

(4) 按从前向后擦洗的顺序,最后至肛门。

(5) 换水擦净(视情况使用肥皂)。

(6) 换上清洁的衣裤。

> 会阴冲洗法

1. 用物准备　温水、塑料布、浴巾、干毛巾、肥皂、便器、换洗衣裤。

2. 操作步骤

(1) 护理员准备：洗手、戴口罩。

(2) 核对、解释沟通,并取得配合。

(3) 脱下老人的内裤,抬高其臀部,将便器安置于臀下。

(4) 用温水冲洗会阴部(视情况使用肥皂液),由前至后冲洗会阴部。

(5) 用干毛巾擦拭后,为老人穿上清洁衣裤或纸尿裤。

> 会阴部护理

1. 评估

(1) 老人的意识状态,配合程度,有无导尿管。

(2) 协助老人用适量温水清洗外阴,以免影响消毒液浓度。

2. 用物准备　尿垫(或橡胶单、治疗巾)、治疗碗、生理盐水、无菌棉球 6 个(导尿管留置加 1 个)、碘伏棉球、干毛巾、消毒手套、弯盘、镊子 2 把、便盆、大毛巾。必要时准备脸盆、水桶、50 ℃温水、笔、纸。

(1) 护理员准备：洗手、戴口罩。

(2) 核对、解释沟通,并取得配合。

(3) 关门窗,冬天注意保暖,拉上床帘或屏风遮挡,保护老人隐私。

(4) 拆松床尾,取体位：协助屈膝仰卧位,两腿外展,脱对侧裤腿盖在近侧腿部,冬季可加盖浴巾,对侧用盖被遮盖保暖。

(5) 臀下铺尿垫或橡胶单和中单,置弯盘靠近会阴部,竖放置治疗碗,戴消毒手套。

(6) 擦洗部位、顺序正确,自上而下、自外向内,初步擦净会阴部：阴阜→对侧大阴唇→近侧大阴唇→对侧小阴唇→近侧小阴唇→尿道口。

(7) 观察：擦洗时观察会阴部有无异常(有无红肿现象),及时记录,注意保暖,保护隐私,不弄湿床单。

(8) 脱下手套放于治疗碗内,连同尿垫一起撤下,放治疗车下层。

(9) 协助老人穿裤子,取舒适体位,整理床单位,开窗通风。

(10) 整理用物,记录,物归原处,用物浸泡消毒。如为一次性物品统一倒入医用垃圾袋。

3. 注意事项

(1) 清洗会阴部时尽可能让老人自己进行。需要帮助时,戴一次性手套进行操作。

(2) 每次排泄后用毛巾擦拭会阴部保持清洁。女性是从阴部向肛门顺序擦拭;男性由于阴茎部位的皮肤易感染、易受伤,应小心擦拭。

（3）无菌概念强,棉球擦会阴部,每个棉球擦洗一个部位,使用镊子时区分清洁和污染,镊子不可以倒转过来、横过来,两把镊子不可以碰到,污染镊子不可去清洁治疗碗内夹取无菌纱球。

第二节

皮肤护理的基本技能

一、床上洗头法(扣杯法)

1. 目的

（1）洗发可除去头皮污秽和头屑,促进头皮血液循环。

（2）使老人头皮清洁、舒适,头发整齐。常采用扣杯式洗头。

（3）预防头虱及头皮感染。

2. 评估

（1）老人的意识状态及头部的清洁状况。

（2）老人能否配合做好头发护理。

3. 用物准备　干毛巾 2 条、橡胶单 1 条、浴巾 1 条、脸盆、大口杯(250～300 ml)1 只、纱布 1 块或眼罩、棉球 2 个、纸袋、洗发液、梳子、水桶、水壶内盛 40～50 ℃温水、电吹风、安全别针。

4. 操作步骤(图 3-3-1)

（1）护理员准备:洗手、戴口罩。

（2）核对、解释沟通并取得配合,将用物携至床边。

（3）调节室温在 24 ℃左右为宜,水温调节在 40～50 ℃。按需给予便盆,放平床头,移开床旁桌椅,松床尾。

（4）协助老人取屈膝仰卧位,移至床边,将橡胶单、大毛巾铺于枕上,松开老人的衣领,移枕头至肩下,将毛巾反折,围在老人颈部,用别针固定。

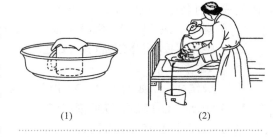

(1)　　　　　　　　(2)

图 3-3-1　扣杯式洗头

（5）放置脸盆与扣杯,将老人的头置于脸盆内扣杯底的小毛巾上。

（6）梳通头发,用棉球塞双耳,用眼罩遮盖双眼或嘱其闭上并盖上纱布。

（7）洗发过程中要将头发充分湿透,涂上洗发液,用指腹揉搓头发,先搓洗两边头发,再搓洗中间头发。用水壶内温水冲净为止,洗净后,用围颈部毛巾包头发,取下眼部遮盖物及耳内棉球。

（8）撤脸盆,将肩下枕头移至头部,用大毛巾将头发擦干,电吹风吹干,用湿毛巾擦洗脸部。

（9）用梳子梳顺头发、散开。

（10）安置老人,取舒适卧位,整理床单位。

（11）整理用物,用物分类处理,物归原处。

5. 注意事项

（1）掌握室温,注意保暖。

（2）洗发过程中,应随时注意观察老人的病情变化,如发现面色、脉搏、呼吸异常时应立即停止操作。

(3) 身体极度虚弱的老人不宜床上扣杯式洗发。

(4) 注意保暖,及时擦干头发,以免着凉。

(5) 洗发过程中应注意防止污水入眼、耳内,并避免沾湿衣领及床单。

(6) 洗发时间不宜过长,以免引起头部充血、疲劳,造成不适。

(7) 洗发过程中应保持与其沟通,及时了解老人的感受,并酌情处理。

■ 二、剃须

1. **目的**　使老人容貌整洁、舒适。

2. **评估**

(1) 老人意识状态,能否配合操作。

(2) 解释操作目的,协助老人取舒适卧位。

3. **用物准备**　剃须刀、脸盆、剃须液(或肥皂液)、毛巾、面霜、75%乙醇、温水。

4. **操作步骤**

(1) 护理员准备:洗手、戴口罩。

(2) 核对、解释沟通,取得配合,将用物携至床边。

(3) 协助老人取坐位或卧位。

(4) 脸盆内倒入 50 ℃的温水,将毛巾放入脸盆内。

(5) 用毛巾围在头颈部,把热毛巾拧干后捂在胡须上1～2分钟,涂上剃须液(肥皂液)。

(6) 剃须时热毛巾随着剃须刀刀面而逐渐移动,从鬓角处自上而下,然后沿嘴唇、下巴逐步剃干净,剃须时勿用力过度,以免刮伤皮肤。

(7) 剃净后,用热毛巾擦净老人脸部,为其涂上面霜。

(8) 整理用物,用物分类处理,归还原处。

5. **注意事项**

(1) 操作过程中如老人欲咳嗽,应停止操作,待咳嗽结束后再继续。

(2) 剃须时动作轻稳,以免损伤皮肤。

(3) 按需可使用电动剃须刀。

■ 三、床上擦浴

1. **目的**

(1) 使长期卧床不能自理的患者清洁、舒适,预防皮肤感染。

(2) 促进皮肤血液循环,增强皮肤新陈代谢和预防压疮。

2. **评估**

(1) 老人的意识状况,配合程度,擦洗时可采取的体位。

(2) 老人的四肢活动及躯体状况,有无皮肤疾患和压疮。

3. **用物准备**　小毛巾 3 条、浴巾 1 条、脸盆 2 只、肥皂、水桶 2 只(一桶盛热水温度 47～50 ℃)、清洁衣裤、50%乙醇、爽身粉、水杯、吸管、加盖便器、梳子、指甲剪。

4. **操作步骤**

(1) 护理员准备:洗手、戴口罩。

(2) 核对、解释沟通,并取得配合,备齐用物至床旁。

(3) 关好门窗,调节室温在 22～24 ℃;注意保暖,将用物放在便于操作处,移桌距床 20 cm,移椅至床尾近侧,协助老人便溺,护理员洗手。

（4）擦洗脸部：将脸盆置于椅上,先将水倒入水桶至 2/3 满,测试水温,将浴巾铺于老人头下,毛巾浸湿拧干后包在右手上,左手扶老人头颈部,依次洗内眦、外眦、额部、面部、鼻部、耳后至颌下、颈部,注意耳后及颈部皮肤皱褶部位。污垢多的老人可酌情使用浴皂,用清水擦洗后擦干。

（5）擦洗上肢：助老人脱去上衣（先脱近侧,后脱远侧；瘫痪患者则先脱健侧,后脱患侧）,露出近侧上肢,将浴巾半铺半盖于手臂下。用湿毛巾擦洗,先擦洗上臂外侧,由上至下,擦至指端,再擦洗内侧,注意擦洗腋窝皱褶处,由上至下,螺旋形擦至指端,擦洗干净,再用浴巾擦干。同法擦洗另一侧上肢。

（6）擦洗胸腹部：胸部、腹部"Z"形擦洗,乳房"∞"字行擦洗。

（7）擦洗背部：更换热水,协助老人翻身侧卧（脸背向操作者）,将浴巾盖于老人背后、臀部,用湿润的毛巾擦洗背部及臀部。在骨突部位注意按摩,涂滑石粉。

（8）穿衣：协助老人平卧位穿衣（先穿远侧,再穿近侧；瘫痪患者则先穿患侧,再穿健侧）。

（9）擦洗会阴部：助老人脱裤,换盆,换水、换毛巾擦洗会阴（如能动者则自己擦洗）,由前至后擦洗至会阴。

（10）擦洗下肢：露出下肢,将浴巾半铺半盖包住两条腿。取另一块毛巾,按内踝→腹股沟,外踝→臀部外侧,足跟部→臀部的顺序擦洗。同法擦洗另一侧下肢。擦净后更换清洁裤子（S 型穿法）。

（11）洗脚：浴巾铺于老人双足下,将脚盆放于浴巾上,清洗双脚,擦干,撤脚盆及浴巾。根据需要修剪指（趾）甲。

（12）给老人梳头,护理员洗手,协助给老人喂水。

（13）整理用物和床铺,助老人舒适体位。

（14）护理员洗手,脱口罩,用物分类处理,用物按消毒隔离原则处理,先清洗再消毒,传染病先消毒再清洗再消毒,物归原处。

5. **注意事项**

（1）根据老人身体、精神状况进行擦洗,不可勉强。

（2）注意室温、水温,操作时注意保暖,防止受凉。

（3）擦洗动作轻稳,换水次数根据老人皮肤清洁度来定。

（4）擦洗时先用湿毛巾擦洗两遍,最后用大毛巾边按摩边擦干。擦洗下肢时确保前、后、外、内侧均擦洗干净。擦洗过程中注意保持床单被褥的清洁、整齐。

（5）擦洗过程中要严密观察服务对象的全身及皮肤情况。如身体不适应立即停止操作,如发现皮肤有发红等情况,应及时处理。

四、修剪指（趾）甲

1. **目的**

（1）修剪指（趾）甲,使指（趾）甲长短适宜。

（2）防止老人指（趾）甲变形或因嵌甲而引起甲沟炎。

2. **评估**

（1）老人的意识情况,能否配合操作。

（2）观察老人指（趾）端清洁状况。

3. **用物准备** 指甲剪、小锉刀、润肤油,按需备浴巾、脸盆、毛巾、温水。

4. **操作步骤**

(1) 护理员准备:洗手、戴口罩。

(2) 解释沟通,取得配合,将用物携至床旁。

(3) 暴露老人的手指或脚趾,一手握住老人的手指或脚趾,另一手持指甲剪逐个修剪指(趾)甲成弧形,剪毕后再用锉刀轻磨使之平滑光亮,并在手、足部涂抹润肤油。

(4) 灰指甲或厚茧的修剪法:先将老人双指、足浸泡于温水中或淡食醋中10~20分钟,泡软擦干后再修剪,涂上润肤油。

(5) 将剪下的指(趾)甲集中包于纸内弃之。

(6) 整理用物,指甲剪消毒,物归原处。

5. **注意事项**

(1) 修剪指(趾)甲不可过短或过长,过短易造成嵌甲,过长易抓伤皮肤。

(2) 冬季指(趾)甲硬而难修剪时可用温水泡后再修剪,浸泡时注意水温,防止烫伤。

(3) 修剪指甲时注意顺序:先修剪无灰指甲的老人,最后修剪有灰指甲的老人,灰指甲修剪后应对指甲剪进行消毒,操作者的手需清洗干净,防止交叉感染。

五、协助更衣

(一) 目的　使老人清洁卫生,感到舒适。

(二) 评估

(1) 老人意识状态,能否配合操作。

(2) 解释操作目的,协助老人取舒适卧位。

(三) 方法

1. **穿套头上衣**

(1) 协助老人取坐位或仰卧位,并保证坐位安全。辨别套头衣服前后面。

(2) 坐位:先穿患侧肢体,再穿健侧肢体,帮助老人将衣服套入上身,再套入头部,向下拉平衣服。若其手不能自行伸入衣袖,则操作者的手穿入衣袖口内一手助拉老人的手,另一手向上拉衣袖,向下拉平衣服。

(3) 仰卧位:一手从衣袖口处伸入至衣身开口处,握住老人的手腕,将衣袖套入老人手臂;老人双手上举,一手托起老人头部,一手握住衣身背部的领口部分,套入老人头部,向下拉平衣服。

2. **穿开襟上衣**

(1) 协助老人取仰卧位,助老人双手交叉于胸腹部,将对侧衣袖从腰际处穿过后置于老人对侧手腕处,拉开衣襟将其对侧或患侧手伸入衣袖,近侧或健侧同法伸入近侧衣袖,操作者两手持衣领向上拉,使上衣拉平,扣纽扣。

(2) 侧卧位:先穿上侧(或患侧)的衣袖,上衣其余部分(清洁和被更换的上衣)平整地掖于老人身下,助老人平卧位穿另一侧衣袖,系纽扣。

3. **帮助老人穿裤**

(1) 站在老人右侧,裤子S型套入手中,右手从裤脚口伸入至裤腰部伸出,再将另一裤脚口套入同一手上,从裤腰部伸出。

(2) 先将裤脚,套入服务对象对侧的脚或患肢,再套入近侧或健侧的脚。拉住裤腰提至老人的臀部,拉上裤子,系好腰带或拉上拉链。

4. 脱套头上衣

(1) 协助老人取坐位或仰卧位,保证坐位安全。

(2) 坐位:先协助老人脱下近侧衣袖或健侧肢体的衣袖,再脱对侧肢体或患侧肢体的衣袖,将衣服从头颈部脱下。

(3) 仰卧位:将老人套头上衣的下端向上拉至胸部,一手托起老年人头部,一手从背后将衣身部分向上拉,将衣服从头颈部脱下,脱下近侧衣袖,或健侧肢体的衣袖,再脱对侧肢体衣袖或患侧肢体的衣袖。

5. 脱开襟上衣

(1) 协助老人取坐位或仰卧位,并保证坐位安全。

(2) 坐位:解开老人上衣纽扣,先脱近侧或健侧肢体的衣袖,再脱对侧肢体或患侧肢体的衣袖,将衣服拉出。

(3) 侧卧位:解开上衣纽扣,协助老人两手抱胸、两腿屈曲,一手扶住老人肩部,另一手扶住髋部,协助老人翻身侧卧,先脱近侧衣袖,再脱对侧肢体衣袖。偏瘫老人应卧于患侧,健侧在上,先脱健侧,再脱患侧。

6. 帮助老人脱裤

(1) 仰卧位:拉窗帘,遮屏风。协助老人松裤扣,两腿屈曲,嘱老人抬高臀部,裤子两侧同时向下拉。

(2) 侧卧位:协助老人松裤扣,两腿屈曲,协助老人身体左倾,将裤子右侧部分向下拉至臀下;再协助老人身体右倾,将裤子左侧部分向下拉至臀下,协助老人平卧位脱下裤子。

(四) 注意事项

(1) 对瘫痪老人,在更换衣裤时,要注意"脱健着患"的原则,即脱衣裤时,先脱健侧肢体,再脱患侧肢体;穿衣裤时,先穿患侧肢体,再穿健侧肢体。

(2) 操作前评估:环境评估,老人评估。

(3) 操作中随时观察老人的面色、神志、脉搏、呼吸,如有异常,立即停止。

(4) 注意室温,防止受凉;动作轻柔、快捷。

(5) 操作中与老人交流,了解其感受。

六、帮助老人洗澡(浴室)

1. 目的　保持老人皮肤清洁卫生,使老人感到舒适。

2. 评估

(1) 评估老人意识状态,能否配合操作。

(2) 解释操作目的,协助老人取舒适卧位。

3. 用物准备　干净衣物、小毛巾 2 块、大毛巾 1 块、洗澡椅、沐浴露、洗发露、电吹风、温开水、50%乙醇、爽身粉。

4. 操作步骤

(1) 护理员准备:洗手、戴口罩。

(1) 携用物至床旁,核对解释。

(2) 调节浴室室温为 24～26 ℃,水温适宜。

(3) 用轮椅将老人转移至浴室,脱去其外套(偏瘫先脱健侧,再脱患侧),将老人转移至洗澡椅上,实施保护用具,确保安全。

(4) 测水温,先助老人洗头,告知老人闭眼,涂洗发露后用手搓洗头部至搓洗干净,水冲净,擦干,助老人洗脸。

(5) 助老人淋湿全身,冲淋时,护理员手不离水,防止烫伤。温水冲淋至暖和,涂沐浴露,搓洗干净后温水冲淋,擦干,助老人穿衣裤(偏瘫老人先穿患侧,再穿健侧)。

(6) 用电吹风吹干老人头发后将老人转移至居室,助老人饮水,躺卧舒适。

(7) 整理用物、床单位。

5. **注意事项**　洗澡后为卧床老人更衣时,要将老人的肢体放在功能位置,同时根据季节、天气变化,随时添加衣物,防止老人受凉。

七、卧床老人便器使用

1. **目的**　协助卧床老人排便,满足排泄需要,增进舒适感。

2. **评估**

(1) 老人的意识状态,能否配合操作。

(2) 解释操作目的,协助老人取仰卧位。

(3) 便盆:无破损、无裂痕,外面清洁干燥,已经消毒,可以使用。

3. **用物准备**　尿垫、便盆、便纸若干或湿纸巾。必要时备毛巾、温水、脸盆、笔、纸。

4. **操作步骤**

(1) 调节室温,注意保暖,保护隐私。

(2) 携用物至床旁,核对、解释。

(3) 关门窗,冬天注意保暖,拉上床帘。

(4) 拆松床尾,放尿垫,协助老人脱裤至膝部,右手戴手套。

(5) 正确放置便盆:一手托老人腰部,戴手套的手拿便盆,手弧状放便盆,避免拖、拉、推。

(6) 排便后,协助老人擦拭肛门,适量温水清洗外阴及肛周皮肤。

(7) 观察:骶尾部皮肤有无红肿、破损。

(8) 协助老人穿裤子,取舒适体位,整理床单位,开窗通风,健康教育。

(9) 记录大小便量、颜色、性状。

(10) 用物处理:倾倒排泄物,清洗便盆,便盆用2 000 mg/L有效氯浸泡,晾干、备用。

5. **注意事项**

(1) 使用便器前检查便器是否洁净完好。

(2) 协助老年人排便,避免长时间暴露老年人身体,导致老年人受凉。

(3) 便盆及时倾倒、清洗、消毒,避免污渍附着。

(4) 为老年人放置便盆时不可硬塞,以免损伤皮肤。

八、卧床老人纸尿裤使用(更换)

1. **目的**

(1) 定期查看纸尿裤浸湿情况,根据尿裤吸收锁水能力进行更换,防止发生尿布疹及压疮。

(2) 保持老人皮肤清洁卫生,使老人感到舒适。

2. **评估**

(1) 老人意识状态,能否配合操作。

(2) 解释操作目的,协助老人取舒适卧位。

3. **用物准备**　尿垫、纸尿裤、卫生纸若干。

4. **操作步骤**

（1）调节室温，注意保暖，保护隐私。

（2）携用物至床旁，核对、解释。

（3）关门窗，冬天注意保暖，拉上床帘。

（4）拆松床尾，放尿垫，被内脱裤，脱对侧裤子盖近侧，对侧盖被。

（5）脱纸尿裤：解开纸尿裤搭扣并粘好，先解开对侧后解开近侧，自上而下脱，用卫生纸擦拭会阴部及肛门，再用温水擦洗会阴部及肛门。

（6）检查皮肤：抬起臀部查看骶尾部皮肤有无红肿、破损。

（7）正确更换纸尿裤：两腿之间或臀部侧面送纸尿裤，包好纸尿裤，扣好搭扣（先扣对侧搭扣再扣近侧搭扣）。

（8）协助老人穿裤子，取舒适卧位，整理床单位，开窗通风，记录排泄物量、颜色、性状，健康教育。

（9）用物处理：用物集中处理，纸尿裤属于医疗垃圾，入医疗垃圾袋中。

5. **注意事项**

（1）更换纸尿裤时将纸尿裤大腿内外侧边缘展平，防止侧漏。

（2）根据老年人胖瘦情况，选择适宜尺寸的纸尿裤。

（3）使用纸尿裤，每次更换或排便后使用温热毛巾擦拭或清洗会阴部，减轻异味，保持局部清洁干燥。

（4）当老年人患有传染性疾病时，纸尿裤应放入医用黄色垃圾袋，作为医用垃圾集中回收处理。

第三节

口 腔 清 洁

一、老年人口腔特点

（1）老年人因牙齿变松，食物残渣易残留，使牙龈炎发病率上升。

（2）老年人牙齿松动、脱落，咀嚼能力大大下降，易发生营养不良。

（3）老年人唾液分泌明显减少，口腔内冲洗作用、自洁作用、抑菌作用亦相应降低。

二、目的

（1）保持口腔清洁，预防口腔感染等并发症。

（2）防止口臭、口垢，增进食欲，保持口腔正常功能。

（3）提供病情观察的动态信息。

三、漱口液的选择

1. **生理盐水**　清洁口腔，预防感染。

2. **贝氏溶液**　轻微抑菌，除臭。

3. **温开水**　清洁口腔。

4. **1%～4%碳酸氢钠**　用于真菌感染。

四、评估

(1) 老人的精神、意识状况、配合程度。

(2) 观察口腔黏膜、舌苔的变化,以及有无特殊口腔气味。

五、方法

帮助卧床的老人漱口、刷牙、清洁义齿、卧床老人口腔护理。

(一) 帮助老人漱口

1. **目的**　漱口能除去口腔内的食物残渣和碎屑,保持老人口腔清洁。

2. **用物准备**　口杯、温开水或漱口液、干毛巾、接水杯或盆,必要时备吸管。

3. **操作步骤**

(1) 护理员准备:洗手、戴口罩。

(2) 核对、解释沟通,并取得配合,将用物携至床旁。

(3) 教会漱口方法,需反复鼓漱,然后吐入接水杯内(意识不清及昏迷者禁止漱口)。

(4) 反复多次漱口,直至口腔清洁。

(5) 助老人清洁面部,整理用物。

4. **注意事项**

(1) 有义齿的老人,漱口前应取下义齿。

(2) 漱口水宜少量,反复多次,以清除残留在牙间隙、唇颊沟、牙颈部的食物残渣和碎屑。

(二) 帮助老人刷牙

1. **目的**　通过刷牙能除去口腔内的食物碎屑、软垢、菌斑,同时对牙龈有按摩作用。

2. **用物准备**　软毛牙刷、牙膏、干毛巾1条、口杯、清水、盆。

3. **操作步骤**(图3-3-2)

(1) 护理员准备:洗手、戴口罩。

(2) 核对、解释沟通,取得配合。

(3) 助合适体位(坐位或半卧位)。

(4) 在老人颈下垫干毛巾。采用竖刷法,刷上牙时,牙刷毛由上至下刷动;刷下牙时,牙刷毛由下向上刷动,把牙齿的唇颊面全刷到。

1	2	3	4	5

刷毛放在牙齿外侧,牙齿、牙龈交界处,与牙面成45°角,水平轻轻颤动几下,顺牙缝上下刷,面面俱到,不要遗漏	刷毛放在牙齿内侧,牙齿、牙龈交界处,方法同上,每个牙齿的内侧面都刷到	用刷毛的上端刷每一个上下前牙的内侧面	上下牙齿咬合面来回刷,每个牙齿都刷到	最后不要忘记刷舌头,让你口气更清新

图3-3-2　正确刷牙

（5）刷牙时用力适度，动作应轻柔缓慢，不宜采用横刷法。

4. **注意事项**

（1）牙刷要经常更换，每月更换1次。

（2）如对一些无牙的老人，可用清洁小毛巾裹住示指轻轻擦洗（嘱老人切勿咬伤操作者手指）。

（3）刷牙次数、时间：一般情况应每日早晚各刷1次，特别是夜晚刷牙显得更重要，因夜间人们在睡眠时口腔处于静止状态，唾液分泌大大减少，再加上食物碎屑发酵，易使细菌繁殖。

（4）应选择牙刷头不超过3.5 cm、毛束高度1 cm左右、刷毛为软毛的牙刷，选择带一些治疗及预防性的药物牙膏。

（三）老人义齿的清洁

1. **用物准备** 牙刷、牙膏、口杯2只、冷开水、毛巾。

2. **操作步骤**

（1）护理员准备：洗手、戴口罩。

（2）核对、解释沟通，并取得配合。

（3）取下老人义齿，老人不能取下时，帮助老人将义齿取下，放入杯中，在流动水下清洗。

（4）用牙刷采用竖刷法将义齿清洗干净，老人不用时放入冷开水中浸泡备用。

3. **注意事项**

（1）用牙刷采用竖刷法将义齿清洗干净。

（2）每晚临睡前取下义齿并按要求清洗干净，浸泡在冷开水中备用（不宜用酒精或热水浸泡）。

（四）卧床老人的口腔护理

1. **目的** 用于患有口腔疾患或生活不能自理老人的护理操作，可使老人口腔保持清洁、湿润，防止口臭，促进食欲，同时观察老人口腔黏膜的变化，防止细菌的感染和并发症的发生，提高老人的抗病能力。

2. **用物准备** 消毒棉棒16～18根或棉球16～18个、生理盐水、弯盘、治疗碗、压舌板、毛巾、手电筒、漱口杯、漱口液、吸管、棉签及各类口腔黏膜外用药可酌情选用（如石蜡油、西瓜霜等）。

3. **操作步骤**

（1）护理员准备：洗手、戴口罩。

（2）核对、解释沟通，并取得配合。

（3）协助老人侧卧或头偏向一侧（面向操作者），颈下垫干毛巾，弯盘置口角旁，清点棉棒。

（4）用生理盐水浸湿棉棒，擦拭双唇，使其湿润。

（5）用吸管协助老人漱口。

（6）观察口腔情况，如义齿、炎症、口腔溃疡、出血点。有义齿者应取下义齿。

（7）擦洗顺序：漱口用生理盐水棉棒先擦洗上下门齿外面，后擦洗左侧牙齿的内面、咬合面和颊黏膜；同法擦洗另一侧；最后擦洗上颚、舌面、舌系带。

（8）用吸管协助老人再漱口，棉棒擦洗口唇。

（9）用手电筒检查口腔是否清洁、黏膜有无破溃、出血点。有破溃者按医嘱正确涂药。

（10）用颈下毛巾擦净口角水迹，口唇干燥或干裂者可涂石蜡油。

（11）清点棉棒数并检查棉棒头部的棉花是否齐全，避免遗留在口腔中。

（12）撤去毛巾，清理用物，整理床单位。

4. **棉球擦洗顺序** 润唇①→漱口→观察（义齿、炎症、溃疡、出血点）→左外侧②→右外侧③→左上内④→左上咬⑤→左下内⑥→左下咬⑦→左颊黏膜⑧→右上内⑨→右上咬⑩→右下内⑪→

右下咬⑫→右颊黏膜⑬→上腭⑭→舌面⑮→口唇⑯→漱口→观察(没有棉球遗漏、没有出血点)→拭去水渍→清点棉球(16 个)→涂药。

5. 注意事项

(1) 告知老人漱口的方法,意识不清及昏迷者禁止漱口。

(2) 检查棉棒头端棉花是否齐全,棉棒不可过湿,避免滴水流入气管引起呛咳。

(3) 擦拭时应沿牙齿纵向擦洗,擦拭硬腭部时勿触及咽部,以免引起恶心。

(4) 正确涂药,涂药后告知老人不可马上喝水,避免涂的药不起作用。

(5) 棉棒擦拭时,棉棒的棒端不可触及老人的牙齿,以避免引起损伤,昏迷老人禁止漱口。

第四节

压疮的预防及护理

压疮是由于身体的局部组织长期受压,血液循环障碍,不能供给皮肤和皮下组织所需的营养而导致局部组织缺血、坏死、溃烂的现象。

一、压疮发生的原因

(1) 长期卧床,经久不改变体位,使局部组织受压过久。

(2) 昏迷、瘫痪、极度消瘦的老人。

(3) 皮肤经常受潮、大小便失禁、床单有皱褶。

(4) 使用夹板衬垫不当,松紧不宜。

(5) 体弱,营养不良。

二、压疮的好发部位

压疮好发于受压和缺乏脂肪组织保护、无肌肉包裹或肌层较薄的骨隆突处(图 3 - 3 - 3)。

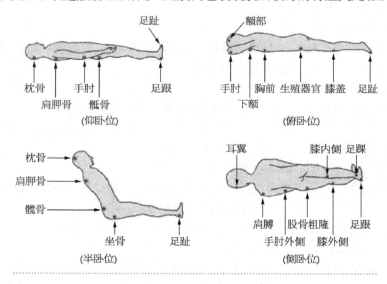

图 3 - 3 - 3 压疮好发部位

1. **仰卧位**　枕骨隆突处、肩胛、肘部、脊椎体隆突处、足跟,尤其是骶尾部最易发生压疮。
2. **侧卧位**　耳郭、肩峰部、髋部、大转子、膝部(内髁、外髁)、踝部(内踝、外踝)等。
3. **俯卧位**　肩峰部、肋缘突出部、髂前上棘、膝盖部、足趾等。
4. **坐位(半卧位)**　坐骨结节处等。

三、压疮的分期及处理

1. **淤血红润期**　受压皮肤局部表现为红、肿、热、麻木或有触痛等症状,此期应及时采取预防措施,勤翻身、勤按摩。
2. **炎性浸润期**　局部皮肤由红色变成紫红色,压之不褪色,并有水疱形成,如有水疱可在无菌技术操作下抽出疱内液体,涂药后敷无菌纱布,加强翻身,防止局部受压,可使用气垫床和气圈。
3. **溃疡期**　此期应由医务人员处理,清洁创面,除腐生新,促使愈合。创面伤口换药,迎面感染时,根据医嘱使用抗菌药液清洗创面或敷在伤口上,也可用红外线照射法,利用红外线的温热作用来促进血液循环和新肉芽组织的生长。

四、预防压疮的主要措施

(一)避免局部组织长期受压
对长期卧床、老年体弱、瘫痪、不能自行翻身的老人,每2小时翻身1次。有条件的可在骨突处垫以棉垫圈或铺气垫床。

(二)对使用石膏、夹板、牵引固定的老人随时观察
检查衬垫是否平整、位置是否适当,还应注意局部皮肤和指(趾)甲的颜色、温度变化。

(三)避免潮湿、摩擦、尿便的刺激
床铺保持清洁、干燥、平整、无皱褶,对大小便失禁的老人应及时更换尿垫、纸尿裤,使用便盆时要抬高其臀部,不可拖、拉、推。

(四)增加营养的摄入
给长期卧床的老人以高蛋白质、高维生素、高热量的饮食,增加机体的抵抗力。

(五)经常检查受压部位
常用温热水擦背或热敷受压部位,以改善局部的血液循环。

五、翻身、支垫和手法按摩

(一)翻身
每2小时翻身1次。

(二)支垫
(1)垫子大小合适,所垫部位与垫子形状相匹配。

(2)垫子材料应选择透气性好、质软的材料制作,禁用橡胶、塑料等不透气材料。

(3)使用气垫时注意充气量,不可过满或过少。

(4)在骨突处垫以棉垫或铺气垫床(图3-3-4)。

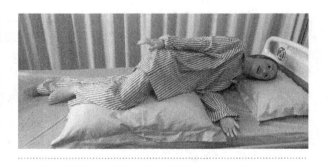

图3-3-4　骨突处垫棉垫方法

1) 仰卧位放置部位：双侧肩胛骨、双侧肘部、尾骶骨、双侧足跟部等。

2) 侧卧位：耳郭、肩峰、髂前下棘、膝关节外侧、内外踝等。

(三) 按摩

1. 用物准备　50%乙醇、滑石粉、热水、棉圈或棉垫圈适量。有条件者使用气垫床。

2. 操作方法

(1) 护理员准备：洗手、戴口罩。

(2) 核对、解释沟通，并取得配合，协助老人侧卧，暴露受压部位，注意保暖，观察全身情况。

(3) 用温热水擦背部两遍，注意保暖。

(4) 用热毛巾敷背部受压部位(肩胛骨、尾骶骨、臀部)。

(5) 按摩时用双手大小鱼际沾50%乙醇，做向外环状按摩，每次3~5分钟，反复多次。全背按摩顺序为(图3-3-5)：臀上方→沿脊柱旁上方→肩部→转向下至腰部。向上用小鱼际，向下用大鱼际，按摩两遍。骶尾部用手掌(鱼际间)按摩3分钟，按摩背部后用滑石粉涂抹均匀。

(6) 用按摩器按摩时，根据不同的部位，选用适宜的按摩头，紧贴皮肤进行按摩。

(7) 取舒适卧位。

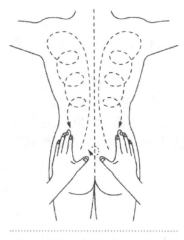

图3-3-5　按摩手法

3. 注意事项

(1) 长期卧床、年老体弱、瘫痪、昏迷、不能自行翻身的老人，一般每2小时翻身1次。

(2) 按摩手法由轻到重，由重到轻，向心按摩。

(3) 旋转棉垫圈时，应与受压部位对应。

(4) 加强营养，增强抵抗力，提供高热量、高蛋白质、高维生素饮食。

(5) 预防压疮应做到

1) 二避免：避免长期受压，避免潮湿、摩擦。

2) 二促进：促进血液循环，促进机体营养状况。

3) 七勤一好：勤观察、勤翻身、勤按摩、勤擦洗、勤整理、勤更换、勤交班、营养好。

■ 六、预防压疮新理念

1. 翻身-减压　见图3-3-6。

2. 预防压力的误区

(1) 对于水肿和肥胖者，气垫圈使局部血循环受阻，造成静脉充血与水肿，同时妨碍汗液蒸发而刺激皮肤，不宜使用。还应该注意避免皮肤压在皮肤上(图3-3-7)。

(2) 局部按摩使骨突出处组织血流量下降，应避免以按摩作为各级压疮的处理措施，不要按摩发红的部位或发红部位的周边。

3. 预防剪切力的误区　应尽量使床头抬高的角度减小，并尽量缩短床头抬高的时间(<30°，<30分钟)(图3-3-8)。

4. 预防摩擦力的误区

(1) 频繁、过度清洁皮肤。

(2) 使用乙醇等消毒剂擦拭皮肤。

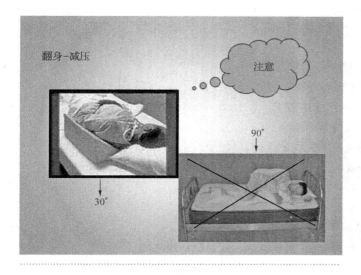

图 3-3-6 翻身垫及棉垫的使用方法

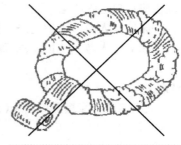

图 3-3-7 气垫圈

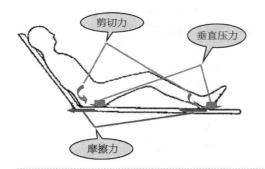
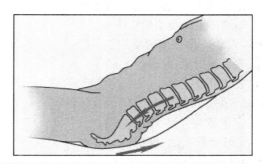

图 3-3-8 预防剪切力

（3）独自搬动危重患者。

5. 预防潮湿的误区

（1）使用烤灯等使皮肤干燥,会导致组织细胞代谢及需氧量增加进而造成细胞缺血,甚至坏死。

（2）不要将粉剂(滑石粉)拍到皮肤绉褶处。

> 课后习题 <

口腔护理

[判断题]

1. 因牙齿缺损,老年人容易发生消化不良。（　　）

2. 因食物嵌顿,老年人容易发生口腔感染。（　　）

3. 每次餐后,应及时帮助老年人漱口。（　　）

4. 老年人漱口,应反复鼓漱,漱口水应少一点。(　　)

5. 用生理盐水漱口可以预防感染。(　　)

6. 口臭者选择朵贝液漱口。(　　)

7. 从保护牙齿角度考虑,清晨刷牙比晚上刷牙更重要。(　　)

8. 帮助老年人刷牙,应将所有牙齿和牙缝都刷洗干净。(　　)

9. 义齿不用时取下,用乙醇擦拭后放入清水中浸泡。(　　)

10. 义齿应在口腔内清洁后取下,放入清水中浸泡。(　　)

11. 为卧床老年人做口腔护理,棉签或棉球应吸足水分,以便于清洁牙齿。(　　)

12. 为卧床老年人做口腔护理,棉签或棉球尽量深入老年人口腔以保证清洁效果。(　　)

[单选题]

1. 老年人因口腔功能衰退可引起(　　)

　A. 口腔消化能力增强　　　　　　　　B. 口腔自洁作用增强

　C. 唾液分泌增多　　　　　　　　　　D. 抑菌功能降低

2. 老年人口腔的生理变化,不包括(　　)

　A. 进食减少,口腔自洁作用增强　　　B. 牙齿缺损引起咀嚼不便

　C. 唾液分泌减少引起口干　　　　　　D. 错位牙引起食物嵌顿

3. 老年人漱口,不正确的是(　　)

　A. 餐后及时漱口　　　　　　　　　　B. 一般选择温水

　C. 鼓励反复鼓漱　　　　　　　　　　D. 漱口水应少一些

4. 老年人餐后漱口有利于(　　)

　A. 促进唾液分泌,帮助消化　　　　　B. 按摩牙龈

　C. 去除食物残渣,保持口腔清洁　　　D. 防止牙齿脱落

5. 生理盐水漱口液常用于(　　)

　A. 一般清洁口腔　　　　　　　　　　B. 口腔溃疡

　C. 口腔霉菌感染　　　　　　　　　　D. 口腔铜绿假单胞菌感染

6. 口腔霉菌感染,可选择的漱口液是(　　)

　A. 生理盐水　　　　B. 朵贝液　　　　C. 碳酸氢钠溶液　　　D. 温开水

7. 指导老年人刷牙下列错误的是(　　)

　A. 每日至少刷牙 2 次

　B. 清晨刷牙比睡前刷牙重要

　C. 注意将所有牙齿和牙缝刷洗干净

　D. 刷牙动作要轻柔,用力适度

8. 关于刷牙,下列正确的是(　　)

　A. 刷牙能按摩牙龈有助于牙齿健康

　B. 每日至少刷牙 1 次

　C. 刷牙时应用力将污垢清除干净

　D. 老年人刷牙用有美白作用的牙膏较好

9. 义齿的清洁,正确的是(　　)

　A. 取下后用清水清洁浸泡备用

B. 取下后用热水冲洗浸泡备用

C. 取下后用乙醇擦洗浸泡备用

D. 在口腔内刷洗后取下用热水浸泡

10. 指导老年人保持义齿的清洁,下列不正确的是(　　　)

　　A. 义齿不用时可取下用清水清洁

　　B. 刷洗干净后放入清水浸泡

　　C. 热水刷洗和浸泡可使义齿变形

　　D. 感冒老年人的义齿用乙醇浸泡消毒

11. 卧床老年人做口腔护理正确的是(　　　)

　　A. 一般准备 14～15 个棉球或棉签　　　　B. 横向清洁牙齿

　　C. 棉签或棉球以不滴水为宜　　　　　　　D. 尽量深入口腔

12. 为神志不清容易呛咳的老年人做口腔护理,应特别注意(　　　)

　　A. 棉球不宜过湿　　　　　　　　　　　　B. 动作轻柔

　　C. 注意观察口腔黏膜　　　　　　　　　　D. 纵向擦洗

头发护理

[判断题]

1. 头发清洁有助于促进头皮血液循环,保持头发湿润。(　　　)

2. 卧床老年人头发打结是可用 30% 百部酊湿润后梳理。(　　　)

3. 为老年人洗头,水温为 40～50 ℃。(　　　)

4. 保持头发清洁,体质虚弱的老年人应采用床上洗头。(　　　)

[单选题]

1. 卧床老年人头发打结,梳理时可用乙醇浸润,其浓度是(　　　)

　　A. 20%　　　　　　B. 30%　　　　　　C. 75%　　　　　　D. 95%

2. 卧床老年人头发打结,梳理时可采用何种溶液湿润后梳理(　　　)

　　A. 生理盐水　　　　B. 冷水　　　　　　C. 30%乙醇　　　　D. 70 ℃热水

3. 为卧床老年人床上洗头,下列不正确的是(　　　)

　　A. 水温 40～50 ℃

　　B. 控制室温,注意保暖

　　C. 洗头时间不宜过长

　　D. 注意观察老年人面色,如有异常应缩短洗头时间

4. 为老年人床上洗头,发现面色和呼吸异常应(　　　)

　　A. 立即停止洗头　　　　　　　　　　　　B. 抓紧时间完成洗头

　　C. 安慰老年人继续洗头　　　　　　　　　D. 给予氧气继续洗头

床上擦浴

[判断题]

1. 为右上肢有伤口的老年人擦浴后穿衣,应先穿右手后穿左手。(　　　)

2. 床上擦浴,适宜的水温是 60～70 ℃。(　　　)

3. 擦浴过程中应注意观察老年人的全身和皮肤情况。(   )

4. 为老年人擦浴的时间无限定,以擦净为标准。(   )

[单选题]

1. 左侧肢体瘫痪的老年人床上擦浴,穿脱衣服的顺序是(   )

    A. 左侧先脱先穿   B. 右侧先脱先穿

    C. 左侧后脱先穿   D. 右侧后脱先穿

2. 为老年人床上擦浴,方法错误的是(   )

    A. 关闭门窗   B. 调节室温为 22～25 ℃

    C. 调节水温为 30 ℃   D. 动作轻柔,减少翻动

3. 床上擦浴,老年人突然心慌,面色发白,此时应(   )

    A. 边擦洗边通知医生   B. 请家属协助擦洗

    C. 停止操作让老年人平卧   D. 安慰老人加快速度完成擦浴

4. 床上擦浴不正确的是(   )

    A. 根据老年人身心情况进行擦浴,不可勉强

    B. 注意保暖防止受凉

    C. 维持自尊减少暴露

    D. 污垢不易擦净时用强力去污,肥皂擦洗

会阴擦浴

[判断题]

1. 会阴擦洗的主要目的是为了预防局部感染。(   )

2. 会阴擦洗一般在全身擦洗完毕后进行。(   )

3. 清洗会阴部时尽可能让服务对象自己进行。(   )

4. 每次排泄后用毛巾擦拭会阴部保持清洁。(   )

[单选题]

1. 会阴擦洗的顺序一般是(   )

    A. 自后向前   B. 自前向后   C. 后—前—后   D. 都可以

2. 关于会阴擦洗,不正确的是(   )

    A. 水温应高于体温,但不能过高   B. 中间应换水

    C. 水温应低于体温,但不能过低   D. 可以酌情使用肥皂

其他(帮老人修剪指甲、剃须、洗澡、更衣)

[判断题]

1. 为老年人修剪指甲,剪得过短,容易造成嵌甲。(   )

2. 定期修剪指甲,可以防止指甲变形引发的甲沟炎。(   )

3. 为老年人剃须,老年人欲咳嗽时,应嘱咐老年人忍耐,继续剃须。(   )

4. 为老年人剃须,应注意用力适宜,防止损伤皮肤。(   )

5. 老年人自行沐浴时间过久应予以询问,提供帮助。(   )

6. 心功能不好的老年人不宜洗盆浴。（　　　）

7. 偏瘫老年人最好穿松紧带的裤子。（　　　）

8. 从安全角度考虑，偏瘫老年人不宜穿拖鞋和跛跟鞋。（　　　）

9. 偏瘫老年人穿鞋有困难时可以选择鞋拔等辅助工具。（　　　）

[单选题]

1. 帮助老年人修剪指甲，有灰趾甲或厚茧，可用(　　　)浸泡10～20分钟后修剪。

　　A. 淡盐水　　　　　　　　B. 淡食醋　　　　　　　C. 淡碱水　　　　　　　D. 淡糖水

2. 帮助老年人修剪指甲，不正确的是(　　　)

　　A. 征得老年人的同意　　　　　　　　　　B. 指甲修剪成弧形

　　C. 注意尽量剪短一些　　　　　　　　　　D. 修剪后可在手部和脚部涂抹润肤油

3. 为男性老年人剃须不合适的操作是(　　　)

　　A. 做好解释，取得老年人合作　　　　　　B. 剃须前用热毛巾湿敷

　　C. 自上而下顺序剃须　　　　　　　　　　D. 剃须刀用消毒灵浸泡消毒

4. 老年人洗澡，应在饭后1小时后进行，避免(　　　)

　　A. 影响活动　　　　　　B. 影响睡眠　　　　　C. 影响消化　　　　　D. 影响服药

5. 老年人到浴室洗澡不正确的是(　　　)

　　A. 水温不过高　　　　B. 时间不过长　　　　C. 室温不过高　　　　D. 浴室要闩门

6. 偏瘫老年人学习自行穿衣前应进行(　　　)

　　A. 偏瘫上肢活动能力训练　　　　　　　　B. 健侧上肢活动能力训练

　　C. 偏瘫下肢活动能力训练　　　　　　　　D. 健侧下肢活动能力训练

7. 偏瘫老年人衣服，应尽量选择(　　　)

　　A. 套头衫　　　　　　B. 开身上衣　　　　　C. 紧袖上衣　　　　　D. 紧身上衣

8. 指导偏瘫老年人自行穿鞋袜，不恰当做法是(　　　)

　　A. 选择易于穿着的鞋袜

　　B. 坐位，偏瘫脚架在健腿上用于健侧手帮助穿袜鞋

　　C. 用鞋拔帮助穿鞋

　　D. 偏瘫侧穿拖鞋

9. 适宜偏瘫老年人穿着的鞋子是(　　　)

　　A. 硬底皮鞋　　　　　　　　　　　　B. 拖鞋

　　C. 易于穿着的皮鞋或布鞋　　　　　　D. 坡跟皮鞋

压疮的防护

[判断题]

1. 卧床老年人大小便失禁可降低皮肤抵抗力诱发压疮。（　　　）

2. 病原菌侵入组织是发生压疮的最主要原因。（　　　）

3. 坐轮椅的老年人压疮常发生在坐骨结节处。（　　　）

4. 肌肉组织薄、承受压力轻的部位是压疮的好发部位。（　　　）

5. 三期压疮的主要表现是红肿硬结和水疱。（　　　）

6. 三期压疮主要表现为皮肤及皮下组织坏死和溃烂。（　　　）

7. 预防压疮,应给予卧床老年人的是高蛋白质、高脂肪、高热量的饮食。（　　）

8. 预防压疮,使用床上便器时不能硬塞和硬拉。（　　）

9. 仰卧位时可在老年人的骶尾部、足跟和肘部加棉垫给予支撑。（　　）

10. 为保证卧床老年人睡眠,一般晚上不翻身。（　　）

11. 预防压疮,用大小鱼际沾乙醇湿润后做全背按摩。（　　）

12. 预防压疮,使用电动按摩器按摩时应注意紧贴皮肤。（　　）

[单选题]

1. 导致局部组织发生压疮的最主要原因是（　　）

　　A. 受压过久　　　　　　B. 细菌感染　　　　　　C. 消瘦　　　　　　D. 肥胖

2. 因受压过久导致局部组织的坏死溃烂称（　　）

　　A. 缺血性溃疡　　　　　B. 脓疮　　　　　　　　C. 压疮　　　　　　D. 疥疮

3. 仰卧位时,压疮最容易发生在（　　）

　　A. 肘部　　　　　　　　B. 肩峰　　　　　　　　C. 骶尾部　　　　　D. 膝盖

4. 侧卧位时压疮最容易发生的部位是（　　）

　　A. 后枕部　　　　　　　B. 骶尾部　　　　　　　C. 髋部　　　　　　D. 足跟部

5. 发现老年人骶尾部红、肿、热、痛,最有可能是压疮的（　　）

　　A. 一期　　　　　　　　B. 二期　　　　　　C. 三期表浅溃疡　　D. 三期深度溃疡

6. 卧床老年人髋部出现紫红硬结、水疱,最有可能是压疮的（　　）

　　A. 一期　　　　　　　　B. 二期　　　　　　C. 三期表浅溃疡　　D. 三期深度溃疡

7. 防止局部组织受压,不正确的方法是（　　）

　　A. 骨突出用棉垫支撑　　　　　　　　　B. 白天每 4 小时翻身 1 次

　　C. 使用气垫床　　　　　　　　　　　　D. 使用水垫床

8. 卧床老年人预防压疮,下列措施错误的是（　　）

　　A. 床铺潮湿及时更换　　　　　　　　　B. 更换内衣裤每周 1 次

　　C. 皮肤红肿及时报告处理　　　　　　　D. 给予高热量、高维生素、高蛋白质饮食

9. 给卧床老年人翻身的依据是（　　）

　　A. 工作的忙闲　　　　　　　　　　　　B. 医生的要求

　　C. 老年人的皮肤状况和病情　　　　　　D. 家属的要求

10. 一般情况,卧床老年人白天翻身间隔时间为（　　）

　　A. 4 小时　　　　　　　B. 2 小时　　　　　　C. 5 小时　　　　　D. 6 小时

11. 预防压疮,全背按摩使用乙醇的浓度是（　　）

　　A. 30%　　　　　　　　B. 40%　　　　　　　　C. 50%　　　　　　D. 75%

晨晚间护理

[判断题]

1. 晨间护理的内容是帮助排泄,促进睡眠,帮助清洁外阴和足浴。（　　）

2. 通过晨间护理可以预防消化道溃疡。（　　）

3. 鼻腔内分泌物凝固不易取出时,用石蜡油棉签涂抹软化后取出。（　　）

4. 帮助老年人洗脸,应将毛巾折成手套状套于手上,避免老人引起不适。（　　）

5. 为老年人洗手,应将瘫痪侧手充分浸泡温热后仔细清洁指缝。( )

6. 洗手过程中水温过低时,应及时添加热水,使水温保持在 60～70 ℃。( )

7. 通风影响老年人的睡眠。( )

8. 清洁外阴的顺序是阴部到肛门。( )

9. 热水泡澡是有助于松弛全身,便于入睡。( )

10. 足浴时将毛巾侧卷在手指,其余放入水盆内,可防止水的溅出,保持床铺的干燥。( )

[单选题]

1. 晨间护理的目的不包括( )
   A. 使老年人舒适清洁　　　　　　　　　B. 预防压疮及其他合并症
   C. 保持居室的整齐清洁　　　　　　　　D. 使工作人员舒适清洁

2. 帮助老年人洗脸,正确的是( )
   A. 使用 70～80 ℃的热水　　　　　　　B. 从内到外擦眼睛
   C. 眼角分泌物不易擦去时应用手剥去
   D. 耳内分泌物过硬时,用棉签蘸水湿润 1 小时后取出

3. 李老伯左侧偏瘫,洗手应特别注意( )
   A. 水温提高到 70 ℃
   B. 操作小心,先洗左手
   C. 从手腕到指尖清洗
   D. 左手指充分浸泡、温热后仔细清洁指缝

4. 帮助老年人洗手,不正确的是( )
   A. 帮助老年人取舒适的卧位
   B. 侧卧位时从上侧的手开始清洗
   C. 将手泡入水中充分温热
   D. 瘫痪侧洗净后指缝中夹温湿纱布保持手的湿润

5. 帮助老年人入睡的措施不对的是( )
   A. 心理抚慰,保持情绪稳定　　　　　　B. 环境安静舒适
   C. 睡前用热水足浴　　　　　　　　　　D. 给予安眠药

6. 晚间护理的主要目的是( )
   A. 使老年人清洁舒适便于入睡　　　　　B. 保持居室清洁整齐
   C. 便于护理人员休息
   D. 减少第二日晨间护理的工作量

7. 有糖尿病的老年人,洗脚中应特别注意( )
   A. 水温高一些
   B. 浸泡时间长一些
   C. 观察足部皮肤的颜色、温度、有无破溃
   D. 观察趾甲是否过长

8. 给老年人洗脚,不正确的是( )
   A. 事先用手掌测试水温　　　　　　　　B. 避免将脚突然放入热水中
   C. 认真擦洗脚的各个部位　　　　　　　D. 为防干燥脚部可涂上润肤油

第四章

生命体征的观察与测量

学习目标

> 了解测量血压的方法。
> 熟悉体温、脉搏、呼吸、血压的概念。
> 掌握体温、脉搏、呼吸的测量方法。

引导案例

　　张老伯79岁，患有慢性支气管炎几十年。今日14:20时主诉头痛、全身无力，怕冷，气喘。

　　问题与思考：在护理上应怎样为张老伯提供相应的护理？

　　体温、脉搏、呼吸以及血压称之为生命体征，能较客观地反映人体内的变化。健康状况下，生命体征的变化很小，但在患病时有明显的变化。作为护理员通过对服务对象体温、脉搏、呼吸以及血压的观察与测量，能及时了解其健康状况，为治疗、护理、康复提供必要的依据。

第一节

体温的观察与测量

　　人体内部的温度（又称体核温度）称体温。正常体温：正常人24小时的体温是不恒定的，可有0.3~0.5℃的波动。健康成人不同部位的平均正常体温为：口腔37℃，腋下36.5℃，直肠37.5℃。

一、体温生理性变化

（一）年龄

　　由于年龄不同而基础代谢水平各异，所以体温也不尽相同。新生儿尤其是早产儿，因体温调节中枢尚未发育完善，调节体温的能力较差，其体温容易受环境温度的影响而发生改变；儿童新陈代谢旺盛，体温略高于成人；老年人由于代谢率降低，体温在正常范围内的低值。

（二）性别

同年龄段的女性体温略高于男性 0.3 ℃。原因为女性在经前期或妊娠早期，由于排卵后形成的黄体分泌的黄体酮有升高体温的作用；另外，女性比男性的皮下脂肪厚，维持体热的能力较强。

（三）昼夜变化与生活节律

正常人的体温在 24 小时内呈周期性变化。一般清晨 2:00～6:00 体温最低，下午 14:00～20:00 体温最高，入夜后体温又逐渐下降。体温波动的范围在 0.5～1.0 ℃。这种昼夜的节律性波动与人体活动、代谢等周期性变化有关，如长期夜班工作的人员可出现夜间体温升高，日间体温下降的现象；但短暂的生活规律改变，不会影响体温的周期性变化。

（四）环境温度

在寒冷或炎热的环境下，机体的散热受到明显的抑制或加强，体温可暂时性升高或降低。另外，气流、身体暴露的范围大小也会影响个体的体温。

（五）活动

任何需要消耗体力的活动都会使肌肉代谢增强。同时，交感神经兴奋，释放肾上腺素、肾上腺皮质激素和甲状腺素增多，代谢水平升高、产热增加，体温可暂时升高 1.5～2.0 ℃。

（六）饮食

进食冷或热的食物均可暂时影响口腔的温度。进食后，由于食物的特殊动力作用，可以使体温暂时性升高 0.3 ℃左右。饥饿、禁食时，体温会有所降低。另外，强烈的情绪反应，冷热的作用以及个体体温的调节功能状态都会对体温造成影响。因此，在测量和评估体温时，应排除干扰因素的影响，以便所测得数值和判断更加客观、准确。

二、发热

（一）概念

任何原因引起产热增多或散热减少，或致热源直接作用于体温调节中枢，或体温调节中枢功能紊乱时体温超过正常范围，都称为发热。

（二）发热的常见病因

1. **感染性发热** 感染是引起发热的主要因素，占发热原因的 55%。主要由细菌、病毒、真菌、支原体、立克次体、螺旋体、寄生虫等引起。老年肺结核引起的发热状况有逐渐上升的趋势。

2. **非感染性发热** 非感染性发热的原因有内分泌与代谢障碍，如甲状腺功能亢进，重度脱水；结缔组织疾病，如风湿病，红斑性狼疮等；恶性肿瘤，如急性白血病、肺癌、淋巴瘤等；其他原因，如剧烈活动，中暑，暴露在热环境中，药物或输液、输血反应，脑出血等引起的中枢性发热。

（三）发热的病情观察

主要观察发热的程度、热型及伴随症状，以协助医生的诊断。

1. **发热的程度** 低热为 37.5～37.9 ℃，中等热为 38.1～38.9 ℃，高热为 39～41 ℃，超高热为 41 ℃以上。

2. **发热的类型**

（1）稽留热：体温持续在 39～40 ℃，24 小时内波动范围不超过 1 ℃，持续数日或数周。常见于肺炎、伤寒等。

（2）弛张热：体温在 39 ℃以上，24 小时内波动范围超过 2 ℃，最低时仍高于正常体温。常见于化脓性炎症、败血症、风湿热等。

（3）间歇热：发热期与无发热期交替出现，如此反复发作。常见于疟疾、急性肾盂肾炎等。

(4) 不规则热：发热无一定规律，持续时间不定。常见于肺结核等。

3. **伴随症状** 除观察发热症状程度和热型外，还应注意异常状态。

(1) 有无寒战和大汗、咳嗽与咳痰、呼吸困难、腹痛、腹泻、尿频、尿急、尿痛、皮疹等现象。

(2) 注意脉率的快慢、是否第一心音减弱、是否并发心肌炎。脉率缓慢，常见于颅内压增高、脑干病变或伤寒等。

(3) 高热常伴有呼吸增快，若呼吸深慢提示有酸中毒的可能。

(4) 定时测定血压。

(5) 注意皮肤有无皮疹、出血点、紫癜等。

(6) 密切观察有无意识障碍、惊厥、昏迷等。

(7) 注意尿、粪、痰液等的变化。

（四）发热的护理要点

(1) 卧床休息：限制活动量，寒战的患者应防止抖动而坠床，必要时加床档。

(2) 注意饮食：鼓励老年人多饮水，给予营养丰富(高热量、高蛋白质)和清淡易消化的流食或半流食，如粥、面、牛乳、果汁、蛋糕等。

(3) 每 4 小时测量体温、脉搏和呼吸，体温突然升高或骤降时，要随时测量、记录。

(4) 指导患者及家属识别并及时报告体温异常的早期表现和体征。

(5) 出汗后要及时更换衣服，注意保暖。

（五）发热时降温方法的选择

对体温高达 39 ℃以上的老年人可用降温疗法。

(1) 根据具体情况采取合适的物理降温措施，如用冷毛巾或冰袋敷头部、腋下、腹股沟，也可通过温水浴、乙醇擦浴、冰水灌肠或转移到空调房间降温。

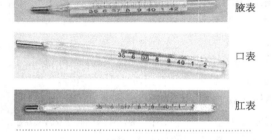

腋表

口表

肛表

图 3-4-1 腋表、口表、肛表

(2) 采用上述方法无效时，可按医嘱使用退热药，但不要连续使用退热药，以防大量出汗而虚脱，退热时尤其注意老年患者的血压变化情况。

■ 三、体温表的种类

体温表是一种有刻度的真空毛细玻璃管。分口表、肛表和腋表 3 种(图 3-4-1)。

1. **口表** 贮银槽一端细长，做口腔体温测量。

2. **腋表** 腋表的玻璃管呈扁平状。

3. **肛表** 贮银槽较粗短。

■ 四、体温的测量方法

（一）口腔测温法

1. **用物准备** 清洁的口表(检查有无破损，水银柱甩至 35 ℃以下)、75％乙醇棉球、记录单、笔、有秒针的手表。

2. **操作方法**

(1) 护理员做好自身准备，洗手。

(2) 解释沟通，并取得配合。

(3) 嘱服务对象将口表水银端斜放入舌下，嘱其用鼻呼吸，不可用牙咬体温表。

（4）计时 3 分钟后取出口表,用 75％乙醇棉球擦净。

（5）检视读数后放入消毒容器消毒备用(75％乙醇)。

（6）记录体温值。

(二) 腋下测温法

1. **用物准备**　清洁的口表(检查有无破损,水银柱甩至 35 ℃以下)、75％乙醇棉球、记录单、笔、有秒针的手表。

2. **操作方法**

（1）护理员自身准备。

（2）解释沟通,并取得配合。

（3）取合适体位,平卧或坐位。

（4）协助服务对象解开衣扣,擦干腋窝汗液,将腋表水银端放入腋窝深处,使之紧贴皮肤。

（5）嘱屈臂过胸,10 分钟后取出,用 75％乙醇棉球擦净。

（6）检视读数并记录(正常值比口腔温度低 0.5 ℃)。

(三) 直肠测温法

1. **用物准备**　清洁的肛表(检查有无破损,水银柱甩至 35 ℃以下)、润滑油或肥皂液、75％乙醇棉球、干净的纸巾、记录单、笔、有秒针的手表。

2. **操作方法**

（1）护理员自身准备。

（2）解释沟通,并取得配合。

（3）协助服务对象取合适体位(侧卧位)。

（4）看清肛门口,把润滑后的肛表水银端轻轻插入肛门内 3～4 cm。

（5）3 分钟后取出,用纸巾擦净肛表污秽,用 75％乙醇棉球擦净肛表。

（6）检视读数并记录(正常值比口腔温度高 0.5 ℃)。

五、注意事项

（1）测量体温前后应检查体温表有无破损,测量前后应清点体温计的数量,测量前体温计水银甩至 35 ℃以下,甩表时注意不可触及他物,以免破损。

（2）精神异常、昏迷、口腔疾患、意识不清或不能配合者不可测口腔温度,以免发生意外;必要时需在旁看护,以防体温表失落或折断。

（3）进食或面部做冷、热敷者应间隔 30 分钟后再测量。

（4）直肠、肛门手术后不可行直肠温度测量,坐浴或灌肠后须待 30 分钟后再测量。

（5）若不慎咬碎口表,嘱其立即吐出并漱口,清除玻璃碎屑,以免损伤唇、舌及消化道的黏膜。如吞下水银则口服鸡蛋清或牛乳以延缓汞的吸收;如吞下玻璃碎屑可服用大量粗纤维食物(如韭菜等),以加速排出。

（6）过度消瘦的老年人因腋窝不能紧贴体温计,一般不宜用腋下温度测量法;老年人沐浴或擦浴后应稍等片刻再进行测量。

（7）切忌把体温计放在热水中清洗或用煮沸消毒法消毒,以免引起体温计爆破。

六、体温表的消毒方法(三步消毒法)

（1）体温计先浸于第一道消毒液(2 000 mg/L 的有效氯消毒液)内浸泡 5 分钟后取出,用流动水冲净,将水银柱甩至 35 ℃以下。

(2) 放入第二道消毒液(2 000 mg/L 的有效氯消毒液)内浸泡 30 分钟后取出。

(3) 用冷开水冲洗干净,再用消毒纱布擦干备用。

■ 七、体温计的检查法

将体温计的全部水银柱甩至 35 ℃以下。放入已测好的 40 ℃以下、36 ℃以上的温水中,3 分钟后取出检视。凡体温计所测温度误差在 0.2 ℃以上者,或水银柱有裂隙者均不能使用。

第二节

脉搏的观察与测量

随着心脏节律性的收缩和舒张,在浅表动脉上摸到的搏动简称脉搏。在静态下,成人脉搏为每分钟 60～80 次,可随年龄、性别、活动和情绪等因素有所变化。测量部位一般选取桡动脉、肱动脉、足背动脉等。

■ 一、脉搏的测量方法

(1) 解释沟通,并取得配合(诊脉前需休息 30 分钟)。

(2) 取合适体位,坐位或卧位;手臂放于舒适位置,腕部舒展。

(3) 操作者将示指、中指、环指指端放在服务对象的桡动脉上(压力均匀,以清楚触及为宜);计数 30 秒,将数得的脉搏数乘以 2 即为每分钟脉搏数。脉搏异常时应计数 1 分钟以上(图 3 - 4 - 2)。

(4) 正确记录,如 80 次/分。

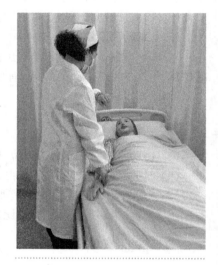

图 3 - 4 - 2　脉搏的测量

■ 二、注意事项

(1) 不可用拇指测量,以免拇指小动脉搏动与服务对象脉搏混淆。

(2) 肢体偏瘫的服务对象应选择健侧测量。

(3) 测量脉搏前应让老人安静,如老人刚进行剧烈活动,则应让其休息 20 分钟后再测。

(4) 脉搏异常的老人应计数 1 分钟或用听诊器听心率代替脉搏,或 2 人同时测量,分别听心率和数脉搏,有条件的可做心电图检查。

第三节

呼吸的观察与测量

呼吸是指机体在新陈代谢过程中,不断地从外界摄取氧气,排出二氧化碳的过程,即机体和环境之间的气体交换。正常人在静息状态下,每分钟呼吸 16～20 次。呼吸随年龄、性别、活动、情绪有所改变。

一、测量方法

1. **用物准备**　备好有秒针的表、记录本和小包棉签。

2. **操作方法**　在测量脉搏后，仍保持诊脉姿势，以分散老人的注意力，不与老人说话，注意观察服务对象胸部或腹部的起伏，一吸一呼为 1 次。

一般测量 30 秒，乘以 2 即为每分钟呼吸次数。如呼吸不规则需测量 1 分钟，同时应观察呼吸深度。

正确记录，如呼吸：16 次/分。

二、注意事项

服务对象呼吸微弱不宜观察时，可用少许棉花置于鼻孔前，观察棉花纤维被吹动的次数，计数 1 分钟，并做好记录。

第四节

血压的观察与测量

一、概念

1. **血压**　即血液在血管内流动时对血管壁的侧压力。

2. **收缩压**　当心室收缩时，血液对动脉管壁的压力最高，称为收缩压。

3. **舒张压**　当心室舒张时，血液对动脉管壁的压力降至最低，称为舒张压。收缩压与舒张压之差称为脉压。

4. **血压的正常值**　收缩压 90～140 mmHg，舒张压 60～90 mmHg，脉压 30～40 mmHg。高血压的分类标准见表 3-4-1；低血压还没有定义，一般认为高压值不满 100 mmHg(13.3 kPa)的人为低血压。

表 3-4-1　血压值

血压类别	收缩压(mmHg)	舒张压(mmHg)
理想血压	120	80
正常血压	130	85
正常高值	130～139	85～89
轻度高血压(1 级)	140～159	90～99
中度高血压(2 级)	160～179	100～109
重度高血压(3 级)	≥180	≥110
单纯收缩性高血压	≥140	<90
低血压	<90	<60

二、血压生理性变化

1. **年龄变化**　随着年龄逐渐增高血压有所升高。

2. **性别差异**　中年以前女性血压略低于男性,中年以后差别较小。

3. **昼夜变化与睡眠**　血压在上午 8:00～10:00 时达全天最高峰,之后逐渐降低;午饭后又逐渐升高,下午 16:00～18:00 时出现全天次高值,然后又逐渐降低,入睡后 2 小时血压降至全天最低值。睡眠欠佳时,血压稍增高。

4. **环境温度**　寒冷环境,末梢血管收缩,外周阻力增加,血压升高;高温环境,皮肤血管扩张,血压略有下降。

5. **部位异常**　部分正常人右上肢血压高于左上肢 5～10 mmHg。因右上肢肱动脉起始于主动脉弓的第一分支头臂干,而左侧肱动脉来源于主动脉的第三分支左锁骨下动脉。下肢收缩压高于上肢,舒张压无差异。

6. **体位改变**　由于重力引起的代偿机制,使得站立位血压>坐位血压>卧位血压。

7. **体重与体型**　体型高大、体重增加与血压成正比。

8. **情绪与心态**　紧张、恐惧、兴奋及疼痛之初均可引起血压增高。

9. **运动方式**　运动时血压的变化与肌肉运动的方式有关,以等长收缩为主的运动方式,如握拳会使血压升高;以等张收缩为主的运动方式,如步行、骑车、游泳,在运动开始阶段血压有所升高,继而由于血流量的重新分布可恢复正常。

10. **其他**　吸烟、劳累、饮酒、摄盐过多、药物等都对血压有一定的影响。

三、血压异常的护理

1. **病情观察**　监测血压的变化及用药后的反应,密切注意潜在并发症的发生。

2. **保持舒适环境**　病室安静,空气清新,温湿度适宜。

3. **休息与活动**　患者血压较高,应卧床休息,减少活动,保证充足的睡眠时间;如患者血压过低,应迅速安置在平卧位,及时通知医生,立即采取应急处理措施。

4. **心理护理**　给予恰当的解释和安慰,稳定患者情绪,保持良好心态。

5. **健康教育**　主要内容包括正确监测血压、坚持服药,合理膳食、戒烟限酒,适量运动、控制体重,稳定情绪、心理平衡,保持大便通畅。指导患者选择合理的生活方式和缓解症状的措施,提高自护能力。

四、血压计的种类

常见的有水银血压计、电子血压计(图 3 - 4 - 3)。

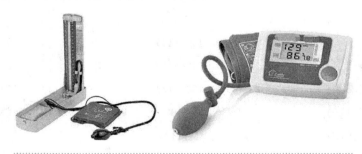

图 3 - 4 - 3　水银血压计、电子血压计

五、测量方法

(一)水银血压计

1. **用物准备**　血压计、听诊器、记录用物(笔、纸)。

2. **操作方法**

(1)解释沟通,并取得配合。

(2)取合适体位,坐位或卧位。

(3)卷袖露臂,使肘部伸直,掌心向上(图3-4-4)。

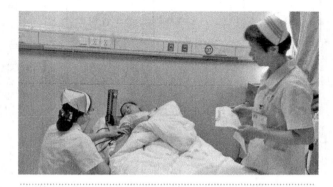

(4)放平血压计,打开水银槽开关,驱尽袖带内空气,使肱动脉、心脏、血压计"0"点位于同一水平。

(5)袖带平整无折地缠于上臂中部,使袖带下缘距肘窝2~3 cm,松紧度以插入1个手指为宜。

图3-4-4　水银血压计测量血压

(6)戴听诊器,听诊器头端膜部紧贴肱动脉搏动处,轻轻加压并固定。

(7)关气门螺旋帽,捏球充气至肱动脉搏动音消失,再升高20~30 mmHg后,旋松气门缓慢放气,速度为4 mmHg/s,注意动脉搏动音变化。

(8)当听到的第一声响时水银柱指示的数值为收缩压,当声音突变或消失时水银柱指示的数值为舒张压。

(9)测量后,取下袖带,排尽余气,关闭气门,整理袖带,放入盒子内,并将血压计向右倾45°,使水银回流至水银槽内,关闭储银槽开关,关上血压计盒盖。

(10)记录血压,即收缩压/舒张压。

(二)电子血压计

1. **用物准备**　电子血压计、记录用物。

2. **操作方法**

(1)解释沟通,并取得配合。

(2)取合适体位,坐位或卧位,将手臂横放胸前并放松。

(3)绑上袖带(图3-4-5)。

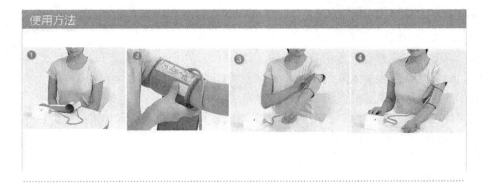

图3-4-5　电子血压计测量血压

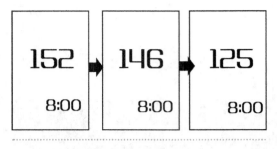

图3-4-6　电子血压计测量

(4) 按"开始/停止"按钮并保持安静,袖带将自动开始充气。当袖带开始充气时,血压计将自动开始工作。在充气过程中,血压计也在检测脉搏,因此在整个测量过程中不要移动手臂,应一直保持静止状态。

(5) 充气自动停止并开始测量。当血压计缓慢排气时,显示屏上的数值在不断下降,同时心跳图标闪烁(图3-4-6)。

(6) 测量结束后,血压计将同时排气,并显示血压值和脉搏数。记录测得数值。

(7) 按"开始/停止"按钮关闭电源。

■ 六、注意事项

(1) 测量前应让老人休息10分钟,如刚参加运动,则要休息30分钟。

(2) 测量前须检查血压计水银管有无破损,水银柱是否在0点,如不在0点,或水银柱出现气泡,应及时更换血压计。

(3) 袖带缠绕松紧要合适,不可过紧或过松。过紧测得血压偏高,过松测得血压过高。

(4) 充气时不可过高、过猛,放气时速度适当,速度过快会听不清脉搏声音,速度过慢会产生静脉充血,使舒张压假性升高。

(5) 由于听不清而进行重新测量时应放净袖带内空气,使水银柱降至0点后再测量。

(6) 为确保测量值的准确性和可比性,要做到四定:定时间、定部位、定体位、定血压计。

(7) 为偏瘫患者测量应选择健侧测量。

> 课后习题 <

体温的测量

[判断题]

1. 进食后体温会一过性降低。(　　　)

2. 人体的体温一般清晨低、傍晚高。(　　　)

3. 呼吸困难者可采用口腔测量体温。(　　　)

4. 患有老年痴呆的老年人可以用口表。(　　　)

5. 腋温测量时间为10分钟。(　　　)

6. 测量肛门温度时应注意有人看护并扶持体温计。(　　　)

7. 测量肛门温度时体温表插入肛门3～4 cm,测量时间为3分钟。(　　　)

8. 感冒老年人用过的体温计要煮沸消毒。(　　　)

9. 不慎咬碎体温计应立即清除口腔内的玻璃和水银,饮用牛乳或蛋清保护胃肠道。(　　　)

10. 体温计消毒前首先用温开水冲洗。(　　　)

11. 体温计消毒完毕后应用冷开水冲洗擦干后备用。(　　　)

12. 体温计应定期检查其准确性。(　　　)

13. 水银有裂隙的体温计可以使用。(　　　)

[单选题]

1. 属于正常体温的是( )
   A. 口温 38 ℃,肛温 38.5 ℃
   B. 口温 35 ℃,腋温 37.5 ℃
   C. 口温 36 ℃,肛温 36.5 ℃
   D. 口温 37 ℃,腋温 36.5 ℃

2. 关于体温正确的叙述是( )
   A. 指的是人体体表的温度
   B. 正常口腔平均温度为 37 ℃左右
   C. 肛门直肠温度比口腔低 0.5 ℃
   D. 腋下温度比口腔高 0.5 ℃

3. 测量口腔温度,不妥的是( )
   A. 测量前将体温计甩至 37 ℃以下
   B. 将水银端斜放于舌头下面
   C. 测量时间为 3 分钟
   D. 饭后应休息 30 分钟才可测量

4. 为一般老年人测量口腔温度,不正确的是( )
   A. 经过消毒的体温计方可使用
   B. 做好核对解释,取得合作
   C. 将体温计水银端插入舌头上面
   D. 测量时间为 3 分钟

5. 为老年人测量腋温,正确的是( )
   A. 只有不能测量肛门和口腔温度的老年人才能测腋温
   B. 测量前用毛巾用力擦干腋窝
   C. 体温计水银端插入腋窝深处后嘱屈臂过胸
   D. 一般测量时间为 3 分钟

6. 测量腋温不正确的是( )
   A. 体温计甩至 35 ℃以下
   B. 寒冷季节,应注意保暖,避免不必要的暴露
   C. 有汗时用干毛巾轻轻拭干腋窝
   D. 体温计水银端插入腋窝即可

7. 测量肛门温度,正确的是( )
   A. 神志不清者可测量肛门温度
   B. 测量前用滑石粉润滑水银端
   C. 插入肛门 1～2 cm
   D. 测量时间为 10 分钟

8. 关于测量肛门温度,不正确的叙述是( )
   A. 灌肠后休息 30 分钟才可测量肛门温度
   B. 直肠手术后不宜测量肛门温度
   C. 坐浴后 5 分钟即可测量肛门温度
   D. 腹泻者不宜用肛表测量体温

9. 测量体温下列不正确的是( )
   A. 集体测量前应检查清点体温计
   B. 甩体温计时应注意防止碰撞
   C. 呼吸困难者不测量口腔温度
   D. 测量完毕后用热水清洗体温计

10. 关于测量体温下列正确的是( )
    A. 测量前检查体温计是否完好及是否消毒
    B. 腹泻老年人测量肛温为好

C. 咬碎体温计时,应给予大量米饭摄入帮助汞排出

D. 牙痛的老年人面部冷敷后可立即测量口腔温度

11. 体温计消毒不正确的是(   )

A. 选用含氯消毒液消毒体温计　　　　B. 浸泡时间5分钟

C. 浸泡后用冷开水冲净擦干　　　　　D. 消毒液每日更换1次

12. 体温计消毒第二缸浸泡时间不应少于(   )分钟

A. 30　　　　　　B. 20　　　　　　C. 10　　　　　　D. 5

13. 体温计检查,不正确的是(   )

A. 将体温计甩至35 ℃以下

B. 放入40 ℃以下的热水中3分钟

C. 凡体温计温度显示相差±0.1 ℃的不可再用

D. 凡水银有裂隙或破损的体温计不可再用

14. 经检查下列可以使用的体温计是(   )

A. 水银裂隙　　　B. 玻璃破损　　　C. 温度相差0.1 ℃　　　D. 刻度模糊不清

脉搏的测量

[判断题]

1. 正常脉搏比心率略快。(   )

2. 正常脉搏每分钟60～80次,随呼吸快慢出现深浅度的变化。(   )

3. 异常脉搏应测试1分钟后记录,必要时报告医生。(   )

4. 测量脉搏时,老年人的手掌握拳,手臂放于舒适位置。(   )

5. 脉搏不规则者测量脉搏需30秒。(   )

6. 运动后脉搏增快,应休息20分钟后测量脉搏。(   )

[单选题]

1. 测量脉搏最常用的部位是(   )

A. 股动脉　　　　B. 颈动脉　　　　C. 桡动脉　　　　D. 足背动脉

2. 正常脉搏每分钟(   )

A. 60～80次　　　B. 50～55次　　　C. 100～105次　　　D. 110～120次

3. 测量脉搏,正确的是(   )

A. 在安静状况下测量　　　　　　　B. 用示、中两指轻按于桡动脉表面

C. 摸到搏动后计数15秒　　　　　　D. 将所得的脉搏数乘4后记录

4. 为保证测量脉搏的准确性,应注意(   )

A. 用拇指测量脉搏

B. 剧烈运动后休息10分钟后测量

C. 异常脉搏摸不清时可用听诊器听心率代替

D. 所有老年人的脉搏都必须数1分钟

5. 不用拇指测量脉搏的原因是(   )

A. 拇指摸不到搏动

B. 拇指中的动脉搏动会干扰测量脉搏的准确性

C. 拇指与其他手指不协调

D. 习惯不用

呼吸的测量

[判断题]

1. 测量呼吸时手置于测量脉搏部位是为了转移老年人的注意力。(　)

2. 测量呼吸前应向老年人仔细解释测量目的。(　)

[单选题]

1. 正常成人呼吸每分钟(　)

    A. 10～16 次　　　　　　B. 16～20 次　　　　C. 20～24 次　　　　　　D. 60～80 次

2. 测量呼吸时应注意(　)

    A. 转移老年人注意力　　　　　　　　B. 一般测量 1 分钟

    C. 眼睛紧盯胸腹部的起伏　　　　　　D. 一呼一吸计数 2 次

血压的测量

[判断题]

1. 正常血压一昼夜中不会有变化。(　)

2. 恐惧紧张的情绪会使血压升高。(　)

3. 测量血压,听到第一声搏动时汞柱所指的刻度为收缩压。(　)

4. 血压测量完毕后应将血压计平放,关闭水银开关。(　)

5. 有偏瘫或肢体外伤的老年人应用健侧肢体测量血压。(　)

6. 重复测量血压时应取多次测量的最低值。(　)

7. 血压计使用完毕后应向水银槽倾斜 45°,关闭水银开关。(　)

[单选题]

1. 下列属于正常血压范围的是(　)

    A. 160/140 mmHg　　　　　　　　　B. 120/100 mmHg

    C. 110/70 mmHg　　　　　　　　　　D. 80/40 mmHg

2. 血压的生理变化,正确的是(　)

    A. 下肢血压低于上肢血压　　　　　　B. 清晨血压高于傍晚血压

    C. 寒冷时血压降低　　　　　　　　　D. 情绪激动血压上升

3. 测量血压下列不正确的是(　)

    A. 应休息 15 分钟后测量

    B. 袖带缠绕松紧以能放入 4 指为宜

    C. 打气至动脉搏动消失后再上升 30 mmHg

    D. 放气时每秒钟下降 4 mmHg

4. 测量血压,袖带平整的缠绕于上臂,下缘距肘窝(　)

    A. 1 cm　　　　　　　　　　　　　　B. 6～7 cm

    C. 2～3 cm　　　　　　　　　　　　D. 4～5 cm

5. 测量血压应做到四定,不包括(　　　)
    A. 定时　　　　　　　　B. 定人　　　　　　C. 定体位　　　　　　D. 定血压计

6. 测量血压听不清时重测,错误的是(　　　)
    A. 驱尽袖袋中的气体　　　　　　　　　B. 汞柱回复到 0 点
    C. 稍等片刻测量　　　　　　　　　　　D. 取几次测量的最高值

7. 血压计检查,下列可以用的血压计是(　　　)
    A. 打开开关,水银低于 0 点　　　　　　B. 水银柱有裂隙
    C. 打气时水银柱不能达到 200 mmHg　　D. 带无漏气

8. 血压计检查,不包括(　　　)
    A. 水银是否充足　　　　　　　　　　　B. 玻璃管是否完好
    C. 袖带是否漏气　　　　　　　　　　　D. 血压计的生产厂家

血糖的测量

[判断题]

1. 糖尿病是进食过多的糖造成的。(　　　)

2. 人体内的血糖值不是恒定的,而是有一定的波动。(　　　)

3. 快速血糖仪测血糖时应注意仪器和试纸要匹配。(　　　)

4. 测定血糖采血前要进行消毒。(　　　)

5. 血糖仪正常工作的温度是 10～40 ℃。(　　　)

6. 对血糖仪要定期进行清洁,必要时可使用清洁剂。(　　　)

[单选题]

1. 体内能降低血糖的激素是(　　　)
    A. 性激素　　　　　　　B. 甲状腺素　　　　C. 肾上腺素　　　　　D. 胰岛素

2. 正常空腹血糖值是(　　　)
    A. 1.5～3.5 mmol/L　　　　　　　　　B. 3.9～6.1 mmol/L
    C. 6.9～7.5 mmol/L　　　　　　　　　D. 7.5 mmol/L 以上

3. 指端采血测血糖时若用力挤血会使血糖测定值(　　　)
    A. 假性偏低　　　　　　　　　　　　　B. 假性偏高
    C. 不受影响　　　　　　　　　　　　　D. 3 种情况都有可能

4. (　　　)对血糖检测结果的影响是所有问题中最关键的
    A. 患者过于紧张　　　　　　　　　　　B. 采血量是否足够
    C. 试纸条是否变质变性　　　　　　　　D. 患者的体温

5. 大部分血糖仪试纸在打开试纸瓶以后只有(　　　)左右的有效期。
    A. 1 周　　　　　　　　B. 1 个月　　　　　　C. 3 个月　　　　　　D. 5 个月

第五章

饮 食 照 料

■ 一、目的

(1) 协助老人保持最佳身心状态,愉快进食。

(2) 增进食欲,有利于机体康复。

■ 二、评估

(1) 老人的饮食习惯、宗教信仰。

(2) 老人是否有被医嘱受限制的食物。

(3) 老人的身体功能,确定采用喂食的方法。

■ 三、协助服务对象进餐

(一) 用物准备

餐具、合适的饮食、毛巾、漱口杯。

(二) 操作步骤

(1) 自身准备,洗手,视情况戴口罩。

(2) 解释沟通,并取得配合。

(3) 协助进餐

1) 进餐前:①保持进餐环境的整洁。②协助老人清洗双手(按需协助便溺)。③取舒适的进食姿势,坐位或半卧位。④介绍进食菜肴,增进食欲,趁热发放。

2) 进餐中:①鼓励并协助老人自行进食。②对不能自行进食者,应耐心喂食,要求速度适中、温度适宜。予固态及液态食物交替喂食。年老体弱者,小口喂食,以免呛咳。③对进食流质者,可用吸水管和水壶吸吮。

3) 进食后:①尽快取走餐具,协助老人洗手、漱口。②整理床单位,食具按清洁消毒方法处理备用。

(三) 鼻饲法

供给不能经口进食的老人流质食物、水分及药物。鼻饲前要评估老人的神志、意识状况。

1. **用物准备** 治疗盘内备治疗碗 2 个,镊子 1 把,弯盘 1 个、50 ml 注射器 1 副,治疗巾 1 块,纱布 2 块,棉签,胶布,夹子,别针,温开水,按需备流质饮食 200 ml(温度 38～40 ℃)。

2. **操作步骤**

(1) 护理员准备。

(2) 解释沟通,并取得配合。

(3) 将老人安置合适卧位,取坐位或半坐卧位,头偏向一侧。

(4) 将治疗巾铺于老人颈下,置弯盘。

(5) 用棉签蘸适量温水,清洁湿润老人双侧鼻腔,检查有无鼻腔炎症、出血,鼻中隔弯曲。

(6) 由鼻尖经耳垂至胸骨剑突下测量长度,成人为 45~55 cm,取棉签蘸液状石蜡润滑胃管前端 10~20 cm。

(7) 头部后仰,将胃管沿一侧鼻孔轻轻插入,当插入至 14~16 cm 通过咽喉部时,嘱老人做吞咽动作。插管过程中观察老人的反应(图 3-5-1)。

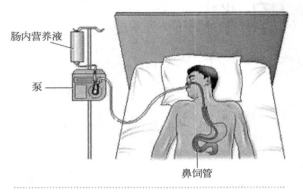

肠内营养液

泵

鼻饲管

图 3-5-1　鼻饲管

(8) 确定胃管入胃,将胃管末端接无菌注射器回抽,证实胃管在胃内。

(9) 灌注食物或药物:①拭温,注入少量温开水,无呛咳等不适症状后再缓慢注入流质食物或药物。②注入完毕再注入少量温开水冲洗胃管。③将胃管末端反折,用纱布包好,夹紧,用别针固定。

(10) 整理用物,整理床单元,按要求清洁消毒餐具。

3. 注意事项

(1) 避免损伤鼻腔和食管黏膜。

(2) 必须证实胃管在胃内方可灌注食物。鼻饲前后均要注入少量温开水,鼻饲量每次不应超过 200 ml,间隔时间不超过 2 小时。

(3) 鼻饲液温度保持在 38~40 ℃。

(4) 通过鼻饲管给药时,应将药片先研碎、溶解后再注入。

(5) 每日进行口腔护理。

(6) 按需记录出入液量。

(7) 凡上消化道出血、食管静脉曲张或梗阻,以及鼻腔、食管手术后的老人禁用鼻饲法。

课后习题

饮食照料

[单选题]

1. 插鼻饲管时,测量胃管插入长度为(　　)

　　A. 鼻尖至胸骨柄　　　　B. 耳垂至剑突　　　　C. 前额发际至剑突　　　　D. 前额发际至胸骨

2. 老人进食前的护理不包括(　　)

　　A. 饭前 30 分钟开窗通风换气,去除不良气味

　　B. 停止一切治疗和护理

　　C. 督促或协助老人洗手、漱口或进行口腔护理

　　D. 协助老人采取舒适的进食姿势

3. 关于老人的饮食护理措施不正确的是(　　)

    A. 根据饮食单要求协助配餐员及时分发食物

    B. 督促或协助老人洗手、漱口

    C. 不能自行进食者,应耐心喂食

    D. 对于双目失明的老人,将食物按照6点钟和12点钟放菜,3点钟放饭,9点钟放汤的时钟平
面图放置

4. 长期鼻饲的老人,定期更换胃管的时间一般是(　　)

    A. 1 日　　　　　　　　B. 3 日　　　　　　　　C. 7 日　　　　　　　　D. 10 日

5. 成人鼻饲时,鼻饲管插入的长度为(　　)

    A. 15~25 cm　　　　　B. 25~35 cm　　　　　C. 35~45 cm　　　　　D. 45~55 cm

6. 给清醒老人插鼻饲管时应采取的体位是(　　)

    A. 坐位或半坐卧位　　　B. 去枕仰卧位　　　　　C. 中凹卧位　　　　　　D. 头低足高位

7. 下列哪种患者禁用鼻饲法(　　)

    A. 生活不能自理者　　　　　　　　　　　　B. 早产儿

    C. 拒绝进食者　　　　　　　　　　　　　　D. 食管胃底静脉曲张者

8. 关于鼻饲老人的护理,不正确的是(　　)

    A. 每次灌注食物前检查胃管是否在胃内　　　B. 两次鼻饲间隔时间不少于 2 小时

    C. 每次鼻饲量不超过 200 ml　　　　　　　D. 长期鼻饲的老人每周口腔护理 1 次

9. 该老人需长期鼻饲,下列护理措施中错误的做法是(　　)

    A. 每次鼻饲量不超过 200 ml

    B. 需用药片时,应先研碎、溶解后再灌入

    C. 胃管应每日更换,晚上拔出,次晨再由另一鼻孔插入

    D. 每次鼻饲间隔时间不少于 2 小时

10. 给予的鼻饲液温度应是(　　)

    A. 14~18 ℃　　　　　B. 24~28 ℃　　　　　C. 28~35 ℃　　　　　D. 38~40 ℃

11. 胃管插入后,关于证实胃管在胃内的方法,正确的是(　　)

    A. 将胃管末端放入水中,见有气泡溢出

    B. 注入少量温开水,于胃部听肠鸣音

    C. 注入少量气体,于胃部听肠鸣音

    D. 注入少量气体,于胃部听气过水声

第六章

卧位与安全法

学习目标

> 熟练掌握各种卧位的目的和适应范围。
> 能正确实施各种卧位的方法。
> 能正确选择和使用各种保护具。

引导案例

　　王老伯,70岁,因哮喘急性发作住院治疗。患者呼吸极度困难,不能平卧,表现出烦躁不安。病区护士在接收该患者入院时应如何安置患者的卧位,以减轻患者的症状。

　　问题与思考:应思考患者适合安置什么卧位? 在安置时有哪些注意事项以确保患者的安全?

第一节

卧 位 法

　　根据老人的活动能力,卧位通常分3种:①主动卧位,老人自主采取的卧位。②被动卧位,老人自身无改变卧位的能力,躺在被安置的卧位。③被迫卧位,老人意识清晰,有改变卧位的能力,由于疾病关系而被迫采取的体位(如哮喘发作时,采取端坐卧位)。

■ 一、常用卧位

(一) 仰卧位

1. **仰卧位**　仰卧,两臂放在身旁,两下肢伸直(昏迷对象头偏向一侧)(图3-6-1)。

2. **仰卧屈膝位**　仰卧,两臂放于身体两侧,两膝屈起并稍向外分开。适用于足浴、卧床排便(图3-6-1)。

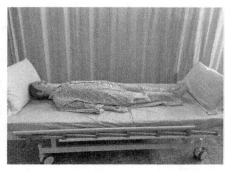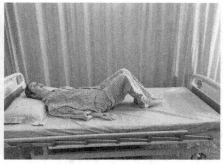

图 3-6-1　仰卧位

(二) 侧卧位

侧卧,两臂屈肘,一手放于枕旁,另一手放于胸前,下腿伸直,上腿弯曲,必要时放置软枕,预防压疮并适用于简易通便法(图 3-6-2)。

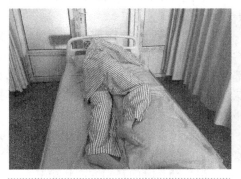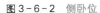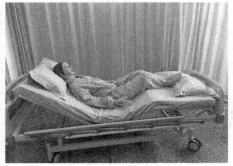

图 3-6-2　侧卧位　　　　　　　　　　　图 3-6-3　半坐卧位

(三) 半坐卧位

先摇起床头支架 30°~50°,再摇起膝下支架(防止身体下滑);放平时,先放平膝下支架,再放床头支架。若无摇床,可用靠背架、棉被或枕头将上半身抬高,下肢屈膝,用膝枕垫或圆枕垫垫高,以免下滑。适用于呼吸困难、进食进水或学习看报时等(图 3-6-3)。

二、更换卧位的方法

(一) 帮助老人翻身侧卧法

1. **一人协助翻身侧卧法**　适用于体重较轻的老人。

(1) 解释沟通,并取得配合。

(2) 固定床脚,防止移动。

(3) 老人仰卧,两手交叉放于胸部,两腿屈曲,各种导管安置妥当。

(4) 先将老人的肩、臀部移向护理员一侧,再移双下肢,一手扶肩一手扶膝部,轻推老人转向护理员对侧(图 3-6-4)。

(5) 按卧位要求,分别在老人的背部、胸部、两膝间放置软枕,使其舒适。

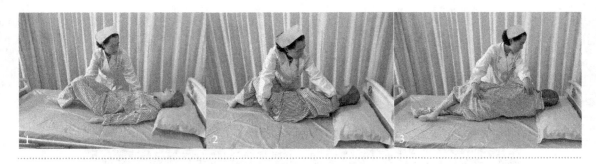

图3-6-4 一人协助翻身侧卧

(6) 记录翻身时间及观察皮肤状况。

2. **两人协助翻身侧卧法** 适用于体重较重或病情严重的老人。

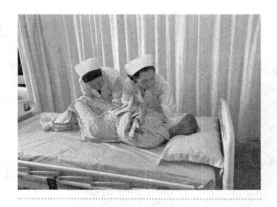

图3-6-5 两人协助翻身侧卧

(1) 解释操作目的,并取得配合。

(2) 固定床脚,防止移动。

(3) 老人仰卧,两手交叉放于胸部,两腿屈曲,各种导管安置妥当。

(4) 两位护理员站在床的同侧(或有家属陪同),一人托住老人的颈肩部及腰部,另一人托住臀部及腘窝,两人同时抬起老人移向自己,然后分别扶住肩、腰、臀及膝部,轻推,使其转向对侧(图3-6-5)。

(5) 按卧位要求,分别在老人的背部、胸部、两膝间放置软枕,使其舒适。

(6) 记录翻身时间及观察皮肤状况。

(二)帮助老人移向床头

1. **一人协助移向床头法** 适用于体重较轻的老人。

(1) 解释沟通,并取得配合。

(2) 放平床头,将枕头横立于床头,避免撞伤。各种导管安置妥当。

(3) 老人仰卧屈膝,双手握住床头栏杆。

(4) 护理员一手托住老人的肩部,一手托住其臀部,如老人有改变卧位的能力,则嘱其双脚蹬床面,挺身上移至床头。将枕头移回,安置舒适卧位(图3-6-6)。

2. **两人协助移向床头** 适用于体重较重或病情严重的老人。

(1) 解释操作目的,并取得配合。

(2) 放平床头,将枕头横立于床头,避免撞伤。各种导管安置妥当。

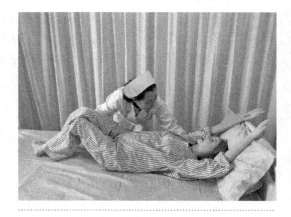

图3-6-6 一人协助移向床头

（3）老人仰卧屈膝,两位护理员分别站在床的两侧,交叉托住其肩颈部及臀部,同时抬起并移向床头。护理员也可站在同侧,一人托住老人的颈肩、腰部,一人托住臀部、腘窝部,同法移向床头(图3-6-7)。

（4）移回枕头,安置舒适卧位。

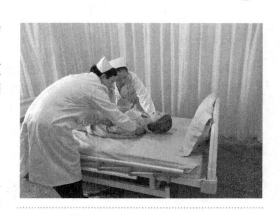

图 3-6-7　两人协助移向床头

■ 三、注意事项

（1）根据病情和皮肤受压情况,确定翻身间隔时间。如发现皮肤红肿或破损,应及时处理,并增加翻身次数。

（2）协助翻身时不可拖拉,防止皮肤擦伤。两人合作时,动作要协调一致,用力平稳。

（3）如老人身上带有多种导管时,协助翻身前应先安置妥当,然后检查有无脱落、扭曲、移位、受压等,以保持导管通畅。

（4）注意节力原则:翻身时应让老人尽量靠近自己,使重力线通过支撑面以保持平衡,缩短重力臂,以达到节力、安全的目的。

第二节

保护具的应用

为防止高热、谵妄、昏迷、躁动及危重对象因意识不清而发生坠床、抓伤及撞伤等意外,常对其采用各种保护措施,确保其安全。

■ 一、床档

常用床档有两种,一种是多功能床档,不用时插于床尾,使用时可插入两边床缘,必要时还可以垫于服务对象背部,做胸外按压用;另一种为半自动床档,可按需要升降,家庭视情可使用木栅,防止坠床。

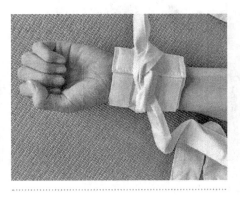

图 3-6-8　宽绷带

■ 二、约束带

1. **宽绷带**　主要用于固定手腕及踝部。先用棉垫包裹局部,再将宽绷带打成套结,套在棉垫外,稍拉紧带子并系于床缘上,松紧以局部不能脱出又不影响血液循环为宜(图3-6-8)。

2. **肩部约束带**　主要用于固定肩部,以限制服务对象坐起。肩部约束带用布制成,长120 cm,宽8 cm,一端制成袖筒,袖筒上有细带。使用时先将袖筒套于两侧肩部,腋下处垫棉垫,两袖筒上的细带在胸前打结,两条宽带尾端系于床头固定;必要时将枕头横立于床头。

三、注意事项

(1) 向老人及家属解释使用保护具的目的,取得理解。

(2) 要注意维护老人的自尊,严格掌握指征,并取得家属同意。

(3) 保护性制动措施只能短期使用,要使肢体处于功能位置,并保证老人的安全和舒适。

(4) 约束带下应放衬垫,松紧适宜。密切观察约束部位的皮肤颜色,必要时进行局部按摩,以促进血液循环。

第三节
轮 椅 的 使 用

一、目的

护送能坐起但不能行走的老人,协助活动,以促进血液循环和体力的恢复。

二、评估

老人的神志、意识状况及四肢活动情况,能否取得配合。

三、操作方法

(1) 解释沟通,并取得配合。

(2) 检查轮椅是否完好。

(3) 将轮椅推至床边,椅背与床尾平齐,面向床头,翻脚踏板。

(4) 帮助老人穿衣裤及鞋袜,护理员一手伸入老人的颈肩下,另一手伸入膝盖或小腿下(图 3 - 6 - 9),将老人扶起的同时稍转动,使其双脚垂下而靠床缘坐起(图 3 - 6 - 10)。

(5) 护理员面对老人站立,双脚分开,一侧腿伸入老人两腿间,告知其将双手钩住护理员后颈,护理员双手环抱其腰部或双手提住其后腰裤,稍用力助其站立于地(图 3 - 6 - 11)。

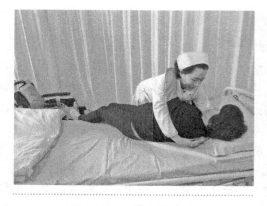

图 3 - 6 - 9　协助老人坐起

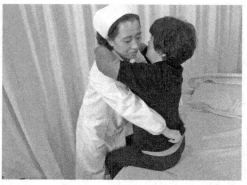

图 3 - 6 - 10　协助老人双下肢下垂

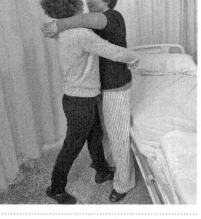

图 3 - 6 - 11　协助老人站立

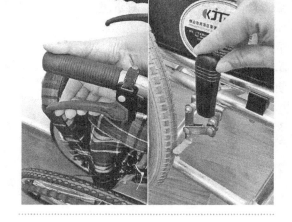

图 3 - 6 - 12　固定轮椅

(6) 以护理员的身体为转轴,顺势将老人转入轮椅上。

(7) 拉起车闸,以固定车轮;若无车闸,护理员则需站在轮椅后面固定轮椅,以防前倾。

(8) 推轮椅时,嘱老人双手抓住轮椅扶手,尽量靠后坐,勿向前倾身或自行下车,下坡时要减慢速度。

(9) 扶老人下轮椅时要固定轮椅,翻起踏脚板(图 3 - 6 - 12)。

四、注意事项

(1) 使用轮椅前须检查轮椅各部件是否完好,特别是轮闸是否牢固、安全。

(2) 转运前应向老人做好告知工作,包括操作中需老人配合的事项等。

(3) 助老人起床、转移等时应确保安全,操作时注意节力原则。

(4) 应鼓励老人尽量用健侧的下肢站立,以发挥其残存功能。

(5) 根据季节冷暖,做好保暖工作。

(6) 推轮椅上坡时护理员腰应稍弯,用力稳推轮椅向前;下坡时,护理员身体离开轮椅,双手捏住轮椅扶手,以倒走的方式使轮椅慢慢向下。

> **课后习题** <

[判断题]

1. 昏迷患者一般取仰卧位,但头偏向一侧。(　　)

2. 翻身动作粗重,可以引起老年人皮肤损伤诱发压疮。(　　)

3. 翻身侧卧后应保持老年人体位稳定,可在后背用枕头支撑。(　　)

4. 老年人坐上轮椅后,应注意检查身体是否有倾斜不稳和扭曲。(　　)

5. 老年人坐上轮椅后,应嘱老年人尽量靠轮椅前坐。(　　)

[单选题]

1. 老年人因哮喘而采取端坐位,又称(　　)
   A. 主动卧位　　　　　B. 被动卧位　　　　　C. 被迫卧　　　　　D. 自然卧位

2. 帮助老年人从仰卧位翻身侧卧,老年人的两手应放在(　　)
   A. 头的两侧　　　　　B. 肩部　　　　　C. 腹部　　　　　D. 躯体的两侧

3. 帮助老年人翻身,不可拖拉,以免发生(　　)
   A. 骨折　　　　　B. 肌肉损伤　　　　　C. 压疮　　　　　D. 韧带损伤

4. 使用轮椅搬运老年人,应注意(　　)
   A. 尽快移动老年人
   B. 尽力拖拉患肢
   C. 使用命令口吻指导老年人配合
   D. 尽可能发挥老年人残存的功能

第七章

热 疗 和 冷 疗

学习目标

> 能准确说出冷、热疗法的应用目的及禁忌证。
> 能根据病情正确实施冷、热疗护理。

引导案例

　　王先生,65 岁,业余喜好登山。他在登山过程中不慎摔伤,造成急性踝关节和膝关节扭伤来医院就诊。现为伤后 36 小时,检查发现:踝关节肿胀,活动受限,X 线检查无骨折。

　　问题与思考:认真分析该患者应该使用冷疗还是热疗,并正确实施冷、热疗法。

第一节

热 疗

■ 一、热疗的作用及适应范围

　　1. **使体温上升**　热疗可促进血液循环,使患者感到温暖舒适。一般用于早产儿、身体虚弱的患者。

　　2. **促进炎症的消散或局限**　热疗使局部血管扩张,改善血液循环,增强新陈代谢和白细胞的吞噬功能。在炎症早期可促进炎性渗出物吸收消散;炎症后期,可促进白细胞释放蛋白溶菌酶,溶解坏死组织,使炎症局限。

　　3. **减轻深部组织的充血与肿胀**　热疗使皮肤血管扩张,皮肤血流量增多,全身的循环血量重新分布,从而减轻深部组织的充血。

　　4. **缓解疼痛**　温热刺激降低了痛觉神经的兴奋性,改善血液循环,减轻炎性水肿,解除局部神经末梢的刺激和压迫,缓解疼痛。

二、禁忌证

1. 急腹症未明确诊断前   热疗可减轻疼痛,从而掩盖病情真相而贻误诊断和治疗。

2. 面部危险三角区感染   该处血管丰富,且与颅内海绵窦相通,热疗可使该处血流量增多,导致细菌及毒素进入血液循环,促进炎症扩散,造成颅内感染和败血症。

3. 软组织损伤或扭伤48小时   热疗可使血管扩张,通透性增高,加重皮下出血和肿胀,使疼痛加重。

4. 各种脏器内出血和出血性疾病   热疗可加重出血倾向,增加脏器的血流量和血管的通透性从而加重内脏出血。

5. 细菌性结膜炎   热疗使局部温度升高,有利于细菌繁殖和分泌物增多而加重眼病。

三、评估

(1) 老人的意识状况,能否配合操作。

(2) 观察皮肤状况及冷热疗部位的皮肤,以防烫伤或冻伤。

四、操作方法

(一)热水袋热敷

1. 用物准备   热水袋、布套、水温计(或用手腕内侧部试温)、热水。

2. 操作步骤

(1) 解释沟通,并取得配合。

(2) 测水温,一般水温 60～70 ℃,年老体弱、知觉迟钝者、末梢循环不良等患者水温不超过50 ℃。

(3) 热水倒入热水袋容量的 1/2 或 2/3,排除袋内空气,拧紧塞子,擦干后套上布套,放置所需位置,袋口朝向身体外侧(漏出的水可流向身体外侧),以防漏水造成烫伤。

3. 注意事项

(1) 知觉迟钝者、昏迷老人在应用热水袋时应隔一层毛毯或外包一层厚布,并定时测量水温。如发现皮肤发红应立即停止使用,以防烫伤。

(2) 对急腹症诊断未明确,口腔化脓性感染早期对象禁止热敷。

(3) 使用时间一般为 30 分钟左右,长期使用须保持水温,约 2 小时更换热水 1 次。

(4) 使用热水袋须经常观察老人的皮肤。发现皮肤潮红应立即停止使用,并在局部涂凡士林,以保护皮肤。

(二)热湿敷

1. 用物准备   大小毛巾、盆、热水、凡士林、敷垫(棉垫或小毛巾)。

2. 操作步骤

(1) 备齐用物,解释沟通,并取得配合。

(2) 暴露热敷部位,下垫大毛巾,局部皮肤涂凡士林或盖上纱布。

(3) 用钳子拧干敷垫至勿滴水为宜,并在自己腕部试温,不感灼热,折成适当大小,放置于热敷部位,为防散热再盖棉垫或大毛巾。

(4) 每 3～5 分钟换敷布 1 次(也可在敷布上置热水袋持续加温),热敷时间一般为 20～

30 分钟。

(5) 热敷完毕,擦干局部皮肤,观察皮肤状况,清理用物。

第二节

冷 疗

■ 一、冷疗的作用及适用范围

1. **制止炎症扩散** 在炎症早期,使用冷疗可使局部毛细血管收缩,血流减慢,降低细胞活力和代谢,从而抑制炎症扩散。

2. **减轻疼痛** 可用于牙痛、烫伤等。冷疗可抑制细胞活动,降低神经末梢的敏感性,从而减轻疼痛;同时,冷疗可使毛细血管的通透性降低,减轻由于局部组织充血、肿胀、压迫神经末梢而引起的疼痛。

3. **减轻局部组织充血和出血** 常用于鼻出血和局部软组织损伤的早期。冷疗使毛细血管收缩,可减轻局部充血和出血。

4. **降温** 常用于高热、中暑患者的降温。

■ 二、禁忌证

1. **组织破损及慢性炎症** 冷疗可使局部毛细血管收缩,血流量减少,组织营养不良,影响伤口愈合及炎症吸收。

2. **局部血液循环明显不良** 冷疗可因血管收缩加重血液循环障碍,导致局部组织缺血、缺氧而变性坏死。

3. **对冷过敏者** 冷疗可使对冷过敏者出现皮疹、关节疼痛、肌肉痉挛等现象。禁止冷疗的部位有:①枕后、耳郭、阴囊处:冷疗易引起冻伤。②心前区:冷疗易引发反射性心率减慢或发生心律失常。③腹部:冷疗易引起腹泻。④足底:冷疗可使末梢血管收缩而影响散热或反射性引起一过性的冠状动脉收缩。

■ 三、操作方法

(一)冰囊冷敷

1. **用物准备** 冰块、冰囊(或塑料薄膜袋)、包布、小木槌。

2. **操作步骤**

(1) 解释沟通,并取得配合。

(2) 将冰块砸成小块,冲水后溶去棱角,装入囊中约 1/2 满,排气后扎紧。

(3) 擦干冰囊,包布后置于冷敷部位,如高热者,可敷于额部或体表大血管处(颈、腋下、腹股沟处)。

(4) 冰囊禁放于后颈、胸前区、腹部及足底。

(5) 注意局部皮肤,防止冻伤,并注意冰囊有无漏水等。

(二)温水擦浴

1. **用物准备** 温水(27~35 ℃)、水盆、小毛巾(或纱布)。

2. 操作步骤

(1) 解释沟通,并取得配合。

(2) 协助服务对象脱去衣物,用大单遮盖身体,头部置冰囊,足心敷热水袋。

(3) 将大毛巾垫在擦拭部位下面,用浸湿温水的小毛巾擦拭。

(4) 顺序:①自颈部→上臂外侧→手背;②再自侧胸经腋窝→上臂内侧→手掌;③双下肢从外侧髂髋部→大腿→足背,再由腹股沟→沿大腿内侧→踝部→足跟。

(5) 擦拭时间 15～30 分钟,30 分钟后测体温,观察降温效果。

3. 注意事项

(1) 擦浴时密切注意服务对象的情况,如出现寒战、面色苍白、脉搏和呼吸异常应立即停止。

(2) 擦拭时不用摩擦方式,应以拍拭方式进行。

(3) 30 分钟之后复测体温,了解降温情况。

课后习题

热疗

[判断题]

1. 四肢末梢循环不良的老年人可以使用热水袋保暖。(　　)

2. 臀大肌注射后产生硬结时可以热水袋热敷。(　　)

3. 热水袋灌水越多,使用效果越好。(　　)

4. 为老年人准备热水袋,使用前一定要检查并套上布套。(　　)

5. 踝关节扭伤后应立即用热水袋敷贴,减轻疼痛。(　　)

6. 急性腹痛的老年人应立即给予热水袋热敷以减轻疼痛。(　　)

7. 踝关节扭伤后应立即用热水袋敷贴以减轻疼痛。(　　)

8. 急性腹痛的老年人应立即给予热水袋以减轻疼痛。(　　)

[单选题]

1. 使用热水袋的目的不正确的是(　　)

　　A. 减轻疼痛　　　　　　B. 松弛肌肉　　　　　C. 制止炎症扩散　　　　D. 保暖

2. 使用热水袋可以(　　)

　　A. 止鼻血　　　　　　　　　　　　　　　B. 促进炎症消散

　　C. 降温　　　　　　　　　　　　　　　　D. 增强肌肉的紧张度

3. 为老年人准备热水袋,操作不正确的是(　　)

　　A. 事先检查热水袋是否完好　　　　　　B. 准备 80 ℃的热水

　　C. 灌水 2/3 满　　　　　　　　　　　　D. 排气后套上布套

4. 意识不清的老年人使用热水袋,水温不超过(　　)℃。

　　A. 40　　　　　　　　B. 50　　　　　　　　C. 70　　　　　　　　D. 80

5. 给意识不清的老年人使用热水袋特别要注意(　　)

　　A. 适当约束老年人　　　　　　　　　　B. 专人看护

　　C. 时间不能长　　　　　　　　　　　　D. 防止烫伤

6. 使用热水袋防止烫伤的措施(　　)

    A. 热水袋口朝向身体外侧　　　　　　B. 水温 70 ℃以上

    C. 灌水 4/5 满　　　　　　　　　　　D. 每 2 小时翻动 1 次热水袋

7. 下列可以使用热水袋的老年人(　　)

    A. 胃出血　　　　　　B. 踝关节扭伤早期　　C. 腰肌劳损　　　　D. 鼻出血

8. 下列不能使用热水袋的老年人是(　　)

    A. 循环不良者　　　　　　　　　　　B. 急性胃肠炎

    C. 口腔化脓性炎症者　　　　　　　　D. 肌内注射后局部有硬结者

冷疗

[判断题]

1. 体温超过 38 ℃应在前额放置冰袋。(　　)

2. 老年人牙疼时可用冰袋面部冷敷。(　　)

3. 局部有慢性溃疡的不宜使用冰袋止痛。(　　)

4. 高热降温,体温低于 39 ℃,应取下额部冰袋。(　　)

5. 高热伴寒战的老年人可选择温水拭浴的方式降温。(　　)

6. 温水拭浴时前额应放置热水袋。(　　)

7. 温水拭浴降温后 1 小时应重新测试体温并记录。(　　)

8. 温水拭浴应采用摩擦手法以保证效果。(　　)

9. 高热老年人足心禁止用冷疗。(　　)

10. 高热老年人腹部用冷疗可引发腹痛和腹泻。(　　)

[单选题]

1. 不能使用冰袋状况是(　　)

    A. 鼻出血　　　　　　B. 压疮三期　　　　　C. 牙疼　　　　　　D. 高热

2. 局部使用冰袋的目的是不包括(　　)

    A. 止血　　　　　　　B. 镇痛　　　　　　　C. 降温　　　　　　D. 促进创口愈合

3. 老年人下肢慢性溃疡,如使用冰袋会导致(　　)

    A. 伤口出血　　　　　B. 愈合不良　　　　　C. 疼痛加剧　　　　D. 炎症扩散

4. 冰袋使用时间不超过(　　)

    A. 30 分钟　　　　　　B. 60 分钟　　　　　　C. 90 分钟　　　　　D. 120 分钟

5. 温水拭浴适用于(　　)

    A. 高热老年人　　　　　　　　　　　B. 疼痛老年人

    C. 寒战老年人　　　　　　　　　　　D. 循环不良的老年人

6. 温水拭浴,水温应在(　　)

    A. 40～50 ℃　　　　　B. 50～60 ℃　　　　　C. 27～37 ℃　　　　D. 15～25 ℃

7. 温水拭浴应特别注意(　　)

    A. 采用按摩方式进行

    B. 每个肢体至少 10 分钟

    C. 有寒战的老年人应加强按摩力度

D. 拭浴后 30 分钟应重新测试体温并记录

8. 温水拭浴中发现老年人面色苍白,正确的做法是(   )

    A. 立即停止拭浴,报告医生   B. 报告医生,加快拭浴速度

    C. 加大按摩力度   D. 安慰老年人,继续拭浴

9. 不宜使用冷疗的部位是(   )

    A. 后背   B. 腹部   C. 前额   D. 腋窝

10. 高热老年人的胸部用冷后,可引起(   )

    A. 腹泻   B. 冻伤   C. 寒战   D. 心律失常

第八章

协助排泄

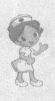

学习目标

> 能说出便秘、尿失禁、腹泻的定义。
> 能完成留置导尿术、开塞露的使用方法。
> 能对便秘、尿失禁、腹泻提供正确的护理措施。

引导案例

方女士,54岁,因"子宫内膜不典型增生"在全麻下行全子宫十双附件切除术,术后出院后出现便秘。

问题与思考:对便秘患者如何提供护理措施,并且如何使用开塞露?

一、老年人消化系统的变化

老年人牙齿脱落,咀嚼困难,味觉减退。胃肠平滑肌萎缩,弹力减弱,韧带松弛,内脏容易下垂。胃肠扩张,蠕动减弱、缓慢,使机械性消化减弱。食物推进缓慢,在肠内停留时间长,容易发酵,产生较多的气体;若水分吸收过多,容易引起便秘。老年人的消化腺分泌普遍减少,易产生消化不良。肝脏发生增龄性缩小,血流量也相应减少,可发生不同程度的肝功能损害。胆囊变小而增厚,弹性降低。胆囊中胆汁浓缩、沉积,可形成结石,并易患胆囊炎。胆管发炎可梗阻胰管引起急性胰腺炎。

二、老年人泌尿系统的变化

老年人肾萎缩,肾单位减少,肾血管退化变性,弹性减低,小动脉紧张性增强,肾血流阻力增大,血流量减少,使肾小球滤过率、肾小管和集合管的重吸收及分泌功能均随增龄而下降。肾对尿的浓缩能力、维持水盐代谢和酸碱平衡的能力降低,故易发生脱水或酸碱中毒。膀胱的改变主要是肌层萎缩、变薄、纤维组织增生。男性老年人常有前列腺肥大,女性老年人膀胱出口处腺体增生,都会影响排尿。由于神经反射功能的改变,老年人膀胱常发生不自主收缩,因而引起尿失禁、尿频、尿急和夜尿增多等。

三、便秘的预防和照料(腹部按摩、使用开塞露)

便秘是指粪便在肠腔内滞留时间过久,水分被过量吸收,使粪便过于干燥硬结而出现排便困难。便秘是老人常见的状况,常见的原因有:①平时食用纤维素性蔬菜、水果等食物较少。②年老体弱、排便功能下降及胃肠蠕动减慢。③对排便反应的敏感性降低和老人活动少等。

1. 预防便秘的方法　①了解便秘的原因,采取相应措施。②调整饮食,适当增加粗纤维食物(如芹菜、韭菜等),多吃水果。③增加饮水量,保证水分的摄入,软化粪便。鼓励服务对象在身体状况允许的前提下尽可能多活动,以促进肠蠕动。

2. 腹部按摩法　起床前和临睡前用双手自右向左顺时针方向按揉腹部,促进肠蠕动。

3. 开塞露法(图3-8-1)

(1) 使用前先将开塞露头部的盖子揭掉,挤出少量液体润滑开塞露头部。

(2) 取侧卧位,将开塞露的头端轻轻插入肛门,挤尽开塞露内的液体。

(3) 嘱老人忍耐5～10分钟再行解便。

4. 手挖粪便　如粪便干结,并滞留在直肠近肛门口,使用上述方法通便无效时,可采用一次性的塑料薄膜手套(或薄膜袋)套在示指上,涂上少许润滑油,轻轻插入肛门,挖出积聚在肛门口的粪便。

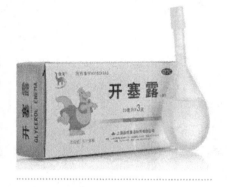

图3-8-1　开塞露

四、腹泻的照料

(一) 定义

腹泻是由于消化功能降低,肠蠕动增快而形成排便次数增加、粪便稀薄的现象。

(二) 腹泻照料

1. 饮食方面

(1) 选择营养丰富、易消化、少渣少油的半流质食物,按病情需要亦可禁食。

(2) 补充水分,多喝水。

2. 皮肤方面

(1) 保持肛门周围皮肤清洁、干燥。

(2) 每次便后温水擦洗,必要时涂鞣酸软膏,以防皮肤破溃、感染。

五、尿失禁的照料

(一) 定义

尿失禁是指老人不能自我控制排尿,尿液不自主地流出。

(二) 尿失禁的照料

1. 皮肤方面

(1) 保持局部皮肤的清洁、干燥。

(2) 减少尿液对局部皮肤的刺激,每日用温水清洗会阴部。

2. 更换尿布

(1) 解释沟通,并取得配合,备齐用物携至床旁。

(2) 调节室温,掀开一侧被褥,解开污尿布后对折于臀下。

(3) 清洁臀部,取下污尿布,垫干净尿布于臀下并安置好。

(4) 拉好被褥,助服务对象取舒适卧位;整理用物,洗手。

3. 便器使用

(1) 长期卧床神志清醒的服务对象,男性对象备尿壶(图3-8-2),女性对象备便盆。

(2) 便盆使用时应一手将对象的臀部抬高,另一手持便盆将宽边面朝向服务对象的臀部。

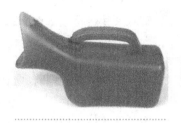

图3-8-2 尿壶

(3) 注意事项:及时倾倒、清洗、消毒备用。

4. 留置导尿管

(1) 若服务对象有留置导尿管,则应注意导尿管有无扭曲、受压、堵塞等,保持导尿管引流通畅,并观察注意尿液的色、质、量。

(2) 卧床者应将集尿袋(图3-8-3)妥善固定,并低于膀胱的高度,低于床缘。

(3) 按需及时排空集尿袋内的尿液,及时倾倒,以防溢满,引起逆行感染。

(4) 按需记录尿液的排出量。

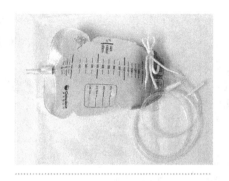

图3-8-3 集尿袋

课后习题

便秘

[判断题]

1. 食用纤维素性食物容易导致便秘。(   )

2. 老年人活动过少容易导致便秘。(   )

3. 对于便秘老年人应定时使用开塞露予以解除便秘。(   )

4. 鼓励老年人适当活动有助于预防和解除便秘。(   )

5. 让患者处于蹲位,将开塞露插入肛门。(   )

6. 使用开塞露前挤出少量液体润滑开塞露头端部。(   )

[单选题]

1. 关于老年人便秘的原因,不正确的是(   )

    A. 活动量过少   B. 胃肠蠕动减弱

    C. 肛门括约肌松弛   D. 进食蔬菜瓜果过少

2. 老年人便秘的原因可能是(   )

    A. 饮水太多   B. 排便反应敏感性降低

    C. 活动量过大   D. 食物不好消化

3. 预防便秘,不正确的是(　　)
　　A. 养成定时排便习惯　　　　　　　　　B. 多食蔬菜水果
　　C. 适当减少活动　　　　　　　　　　　D. 适当多饮开水

4. 解除便秘进行腹部按摩的部位是(　　)
　　A. 由左向右按摩　　　　　　　　　　　B. 由右向左按摩
　　C. 肚脐周围按摩　　　　　　　　　　　D. 下腹部按摩

5. 将开塞露插入肛门时,应让患者采取(　　)
　　A. 侧卧位　　　　　B. 仰卧位　　　　　C. 半卧位　　　　　D. 蹲位

6. 将开塞露挤尽后应(　　)
　　A. 让患者立即排便　　　　　　　　　　B. 让患者忍耐 3～5 分钟后排便
　　C. 尽量让患者忍耐 10 分钟以上　　　　D. 以上均可以

腹泻

[判断题]

1. 腹泻引起的肛周皮肤破损应常规使用抗生素。(　　)

2. 保持干燥和清洁是防止肛周皮肤破损的重要措施。(　　)

[单选题]

1. 腹泻老年人预防肛门周围皮肤破损,正确的做法是(　　)
　　A. 温水清洁皮肤每日 1 次　　　　　　　B. 皮肤皱褶处用力清洗,去除污垢
　　C. 常规涂抗生素软膏　　　　　　　　　D. 必要时进行热敷

2. 腹泻引起肛门周围皮肤发红疼痛,不恰当的护理措施是(　　)
　　A. 使用抗生素　　　　　　　　　　　　B. 每次便后温水清洁局部
　　C. 用软毛巾吸干局部　　　　　　　　　D. 局部涂鞣酸软膏

尿失禁

[判断题]

1. 对尿失禁的老年人应进行心理安慰和积极的功能恢复训练。(　　)

2. 对尿失禁老年人应每日清洁外阴及肛周围皮肤 1～2 次。(　　)

3. 卧床者应将集尿袋妥善固定,并低于膀胱的高度,但不能低于床缘。(　　)

4. 对于留置导尿的患者,要定时冲洗膀胱。(　　)

[单选题]

1. 尿失禁老年人的护理应注意(　　)
　　A. 控制饮水　　　　　　　　　　　　　B. 常规留置导尿
　　C. 保持局部皮肤干燥清洁　　　　　　　D. 控制饮食

2. 尿失禁老年人的护理措施不包括(　　)
　　A. 用接尿器接尿　　　　　　　　　　　B. 心理安慰
　　C. 鼓励适当活动,训练控制排尿功能　　D. 控制饮水

3. 为带有导尿管的老年人翻身,应注意(　　)

  A. 翻身后固定导尿管　　　　　　　　B. 翻身前固定导尿管

  C. 翻身时将导尿管一起翻向对侧　　　D. 翻身后更换导尿管

4. 集尿袋内尿量过少,首先应(　　)

  A. 让患者多饮水　　　　　　　　　　B. 酌情给予利尿剂

  C. 按摩膀胱　　　　　　　　　　　　D. 检查导管是否扭曲受压

第九章

给药一般知识

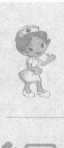

学习目标

> 能够为老人安全服药护理。
> 护理员掌握为老人服药的注意事项。

引导案例

　　吴阿婆,76 岁,患有高血压、冠心病。老人患高血压病 4 年,一直服用降压药硝苯地平,血压控制平稳,维持在(140～130)/(96～78)mmHg。
　　问题与思考:①老人服用的药物如何保存?②老人在服用药物时应注意些什么?

　　药物可以防治疾病,合理、准确地使用药物在整个医疗护理过程中是不可缺少的部分,为保证用药的安全,作为护理员必须要了解用药的一般知识,避免或减少药物使用过程中产生的不良反应。

一、老年人的用药特点

　　(1) 老年人的消化吸收功能逐渐下降,导致服药后不能被机体有效利用,引起抵抗力下降。

　　(2) 老年人患有多种疾病,由于脏器的生理功能逐渐出现退行性改变,影响药物的吸收、分布、代谢、排泄。

　　(3) 老年人的安全用药是护理工作中重要的一项。

二、药物的种类

1. 内服药　片剂、丸剂、胶囊、溶液。

2. 注射药　溶液、混悬液、结晶、粉剂。

3. 外用药　溶液、洗剂、擦剂、软膏、栓剂。

三、药物的保管

1. 放置位置　药物应放置在光线明亮处,避光、干燥、密封、阴凉处,不要放在潮湿、高温和阳光直射的地方。

2. 分类放置

(1) 药物按类别放置,内服药和外用药不要混放。

(2) 现配现用,药袋上应标签明显(内服药蓝标签,外用药红标签)。

3. 用药检查 用药前必须检查,凡标签不明(模糊或没有标签)及药物有变色、浑浊、发霉、沉淀、过期的均不可使用。

4. 药物定期整理 定期对药物进行清理,发现变质、过期药品及时处理。

四、协助老年人服药

(一) 口服给药

(1) 按时服药,服前看清药物名称、方法、剂量、有效期。

(2) 危重或不能自行服药者,应把药物碾碎或完全溶解后喂服。

(3) 服药时,一定要监督老人将药物服下,并观察服药后有无不适,出现异常及时报告。不要将药物放在老人床旁桌上。

(二) 正确服用药物

(1) 护理员应遵医嘱,按时、按量协助或帮助老人完成服药。

(2) 服药后多饮水,50～100 ml 温水为宜,利于药物溶解吸收和排泄。如磺胺类药物服用后需大量饮水。

(3) 对胃有刺激性药物饭后服用。在饭后 1～2 小时服用药物,既有利于药物吸收,又可避免药物对胃的刺激。

(4) 服药以站立位最佳,尽量取坐位或半坐位,以利于药物进入胃部;长期卧床的老人服药,应多饮水,防止药物停留在食管内不能发挥药物作用。

(5) 对呼吸道黏膜起安抚作用的止咳糖浆类、舌下含服的药物,不可吞服;需口内溶化的药物,服后不宜立即饮水;健胃药宜在饭前服用;维生素类药物可在饭时服用。心绞痛频繁发作的老人,大便前、睡前吞服硝酸甘油片,预防复发。催眠药睡前服用。

(6) 控释片、肠溶片、缓释片不可掰碎服用。

(7) 易引起尿液、粪便颜色改变的药物要告知老人,以消除恐惧。如口服硫酸亚铁可使粪便变黑,利福平可使小便颜色变红。

(8) 自行服药的老人,协助做好标记,以防过量用药。

(9) 补铁剂不用茶送;消化药、降糖药(阿卡波糖)饭时服用。

(10) 中、西药服用时间应间隔 4 小时。

(三) 特殊药物服药护理

(1) 服用抗生素类药物,要注意观察,防止发生不良反应。

(2) 服用洋地黄类药物,注意心率、视物颜色,防止中毒。

(3) 服用安眠药时,做到药送口中。

(4) 服用泻药时要观察排泄的量,防止脱水。

(四) 观察和预防药物不良反应

(1) 密切观察药物不良反应。

(2) 注意观察药物矛盾反应。

(3) 用药从小剂量开始。

(4) 注意用药时间和用药间隔。

（五）中药煎服法

1. 中药煎制法

(1) 容器:砂锅、搪瓷锅,忌用铁锅、不锈钢锅。

(2) 浸泡:中药加冷水浸泡,水量超过药面 5 cm,浸泡时间根据药物的不同需 30～120 分钟不等(春、秋、冬略长,夏天浸泡时间略短)。

(3) 火候:急火煮沸,再用文火煎煮 20 分钟,贝壳类煎煮时间略长,60～120 分钟不等。

2. 注意事项

(1) 清热解表药急火快煎 10 分钟,热服。

(2) 滋补药煎煮时间宜长,需不断加水煎煮 1～2 小时。

(3) 中药不宜在容器内过夜,以防变质。

3. 中药的服法

(1) 每日 1 剂,分 2 次服用,间隔 4～6 小时。

(2) 按病情、年龄注意服药方法:①年老体弱、呕吐的患者药要煎得浓一些,少量多次服用。②安神药临睡前服。③补养药饭前服。④对胃肠道有刺激的药宜饭后服;泻药、驱虫药宜空腹服。⑤急性病立即服,慢性病定时服。

(3) 为增强疗效要注意忌口:①热性病忌辛辣、油腻、烟酒。②寒性病忌生冷食物。③过敏性疾病、黄疸、痛、肿瘤或皮肤病患者忌食腥腻及刺激性食物。④水肿患者忌盐。⑤补血药忌浓茶。

课后习题

协助老人用药

[判断题]

1. 咳嗽老年人服用止咳糖浆后应多喝开水。(　　)

2. 阿司匹林等解热镇痛药应饭后服用。(　　)

[单选题]

1. 帮助老年人服药,不正确的是(　　)
　A. 按老年人的感觉调整时间和药量　　B. 多饮水
　C. 做好标记防止重复服药　　D. 注意观察有无不良反应

2. 高热老年人服用退热药,应注意(　　)
　A. 鼓励老年人多饮水　　B. 碾碎药物增强药效
　C. 饭前服用　　D. 鼓励老年人多活动

药物保管与放置

[判断题]

1. 药物应放在阳光直射处以保证不会发霉变质。(　　)

2. 药物应按类别放置。(　　)

[单选题]

1. 保管药物,应注意( )
   A. 药物应放在温暖湿润处
   B. 保持干燥和整洁
   C. 经常晒太阳以杀菌
   D. 不同的药物集中在一起保管
2. 保管药物应注意不要( )
   A. 按类别放置
   B. 使用前核对
   C. 现配现用
   D. 放在阳光直射处

第十章

出入院护理

学习目标

> 掌握老年人出入院的内容。
> 掌握不同等级老年人提供的服务内容。
> 掌握交班本书写要求及交班本书写方法。
> 熟悉老年人出入院的要求。
> 了解老年人服务需求评估内容。

引导案例

赵阿婆,83岁,1个月前申请入住养老院,经评估后符合入住养老机构养老。今接到出入院处电话,告知赵阿婆今天来院办理入院手续,上午11:00前将入住生活区。

问题与思考:①护理员应为赵阿婆的出入院提供哪些护理内容? ②护理员应为赵阿婆提供怎样的护理级别? ③赵阿婆入院后的交班报告如何书写?

第一节

养老机构出入院护理

■ 一、老年人出入院护理与接待

1. **老年人出入院护理** 包括老年人入院时和出院时护理员为其提供的护理服务。

2. **接待** 包含护理员在护理工作中与老年人及其家属和来访者的交流过程中所实施的沟通方式。通过交流沟通,达到相互间的信任和彼此的理解,真正做到老人安心、家属放心、社会满意的优质护理服务。

二、入院护理的内容和要求

入院护理是指老人入院时,护理员为他们提供的相应护理,以使老人尽快熟悉所居住的环境,安心住养。其内容和要求如下。

（一）准备床单位

护理区接到老人入院通知后,应及时准备床、床旁桌、椅、床上用品等。所提供的床、桌、椅应功能完好,确保老人安全使用。

（二）入院介绍

入院介绍包括介绍床位医生、责任护理员、周围环境、进餐时间、如厕所在及其他生活设施等内容。接待入院的老人及其家属应热情,介绍应有效、合理、针对性强。

（三）物品登记

由2名以上护理员与老人及其家属一起清点、登记老人所带物品(尤其是贵重物品)并签名。分类整理放置物品,并根据老人日常生活自理程度告知其物品放置所在,便于老人拿取。对老人的贵重物品(如钱款、金银首饰等)应根据院内相关制度进行清点、登记、保管,护理员不得私自存放。

（四）膳食准备

根据医嘱,与膳食科联系为老人准备膳食。

（五）了解并记录信息

(1) 及时了解和掌握老人的思想状况、生活习惯与合理需求,并按等级护理内容提供相应服务。在与老人交流沟通中若发现异常应及时上报并与家属取得联系。将入院老人的相关信息分别在床头卡、一览表卡片上按要求进行准确的登记。

(2) 当班护理员应掌握新入院老人的基本情况,如老人的姓名、年龄、护理等级、有无服药、情绪、饮食、排泄等,并提供相应服务。遇有异常情况发生,及时与医生取得联系,必要时与家属取得联系。

三、出院护理的内容和要求

出院护理是指老人出院时,护理员协助老人及其家属做好出院准备的护理服务。老年人出院一般包含自愿离院及老人去世两种情况。其出院护理内容具体如下。

（一）撤销信息

明确老人的出院日期后,在出院的当日撤销该老人的床头卡及一览表小卡片等相关信息。

（二）归还物品

协助老人及其家属整理老人用物(遗物),清点无误后交于老人及其家属,并签名确认。老人所带贵重物品(钱或金银首饰等),应由2人以上随同老人及其家属一起清点,确认无误后交还家属并签名。

（三）健康指导

护理员应根据老人在院的日常生活情况进行健康指导,如出院后的饮食、休息、功能锻炼等相关注意事项。

（四）持续改进

征求老人及其家属对护理工作的建议和意见,必要时将其意见及时反馈于护理管理者,以便持续改进、不断提高。

（五）终末消毒

老人离开居室后,床单位应规范消毒要求进行终末消毒,防止交叉感染。

■ 四、接待老人的基本要求

老人入住福利院,一切日常生活等都需护理员的帮助或协助,因此护理员应多与老人交流,了解老人的生理、心理、社会需要,提供相应的护理服务。

(一)交谈方法

不同的老人需采取不同的交谈方式。

(1)与有听力障碍的老年人交谈时,应注意两者的距离,靠近、大声,语句不可太长,中间应有停顿,可使用肢体语言,使老人充分理解。

(2)与记忆力下降的老年人交谈时,应耐心反复重述,并使用小段语言,使老人明白、理解。

(3)老人进餐前准备提醒语:"张阿婆,要吃饭了,先去上厕所,再去洗手,然后再到小餐厅来吃饭。"针对不同老人实施不同的表述方法。

(4)对有自理能力的老人,护理员只需提醒:"张阿婆,要准备吃饭了。"此时,张阿婆也会按需如厕,洗手后到小餐厅用餐。

(5)对失智的能行走的老人,护理员需将此内容分段述说并协助一起完成:"张阿婆,要吃饭了,来,我们一起去上厕所吧(带着张阿婆如厕)。"等张阿婆如厕完,边说边带着张阿婆到洗漱室帮助完成洗手,接着再说:"张阿婆,走,我们一起去小餐厅吃饭吧。"边说边带着张阿婆一起走向小餐厅,为其安排座位、端上饭菜。

(二)对老人的称呼

应尊重每一位老人,称呼上应使用尊称,如"赵阿婆""李老伯"等,或根据老年人以往的职业称谓,如"陈老师""曹医生"等,不应用床号或给老人起绰号。

(三)对老人提出问题的处理

对于老人提出的问题应根据护理员的职责范围给予答复,超出自己的职责范围或不清楚的则应婉转地给予说明,如"噢,对不起,您提出的问题我不清楚,我会让×××为您作解答"。

(四)为老人解决问题

老人一旦提出需帮助解决的合理需求,护理员应尽力完成,但对有些职责范围外的需求不能做任何保证或承诺,以免一旦不能解决时使老人失望,失去对护理员的信任。

■ 五、接待家属的基本要求

(1)当家属需了解老人的饮食、睡眠、情绪等情况时,护理员应如实向家属述说。但如需了解老人的疾病转归时,护理员应将家属引导至医生办公室或将医生请来为老人家属做解答。

(2)及时与家属联系沟通,以取得理解和支持。在护理服务中有些工作需家属共同配合完成的则应向家属解释说明。

(3)当家属提出建议和意见时,应虚心听取,并及时向护理管理者汇报,以利持续改进,不断提高护理服务质量。

(4)不随便地在家属面前、老人面前评论老人家属的问题,以免引起家庭矛盾。

■ 六、来访者接待的基本要求

(1)来访者到来后应起身起立,并询问有什么需要帮助的,如"请问,我能为您做什么吗"。

(2)对来访者需要了解的情况,应根据护理员的职责范围给予答复,超出自己的职责范围须婉转地给予说明,如"噢,对不起,您提出的这个问题我会让×××为您解答"。

(3) 来访者要离去时,应起身相送。

接待工作已成为护理工作中一项重要的工作,规范的接待更能使老人及其家属对护理工作给予理解和支持。接待是一门艺术,需要有一定的技巧,更需要护理员在护理工作中边学习、边摸索、边积累。

第二节

分级护理服务

一、分级护理员标准

1. **三级护理员标准**　生活行为基本能自理者,不依赖他人帮助的老年人。

2. **二级护理员标准**　生活行为依赖扶手、拐杖、轮椅和升降机等设施和需他人帮助的老年人,或年龄在 80 岁以上者。

3. **一级护理员标准**　生活行为依赖他人护理或思维功能轻度障碍者,或年龄在 90 岁以上者。

4. **专护人员标准**　生活行为完全依赖他人护理且需 24 小时专门护理者,或思维功能中度以上障碍者,或老人及其家属要求提高护理等级,在生活服务方面要求给予特殊照顾者。

二、分级护理服务内容

(一) 三级护理

(1) 早晨督促老人漱口、洗脸、洗手、梳头。晚上督促老人洗脸、洗手、洗脚、清洗会阴部。

(2) 督促老人定期剪指(趾)甲、理发、剃须,更换衣裤。

(3) 安排老人洗澡,每周1~2次。夏季气候炎热时,每日洗澡,并督促、帮助老人每日擦席。

(4) 为老人整理床铺、翻晒被褥。

(5) 每月清洗床上用品(床单、枕套、枕巾、被套)1次,保持床单位清洁。

(6) 鼓励老人到食堂用餐。

(7) 组织老人参加院内的各种康复活动。

(二) 二级护理

(1) 帮助老人漱口、洗脸、洗手、梳头。晚上帮助老人洗脸、洗手、洗脚、清洗会阴部。

(2) 帮助老人定期剪(趾)甲、理发、剃须。

(3) 帮助老人洗澡或擦身,每周1~2次。夏季气候炎热时,每日洗澡或擦身,并帮助老人每日擦席。

(4) 为老人整理床铺、翻晒被褥。

(5) 每半个月清洗床上用品(床单、枕套、枕巾、被套)1次,保持床单位清洁。必要时及时更换。

(6) 每周洗涤内衣1次(夏季每日洗),每周洗涤外衣1次。

(7) 搀扶行走不便的老人上厕所,防止其摔伤。

(三) 一级护理

(1) 早晨为老人漱口、洗脸、洗手、梳头,晚上为老人洗脸、洗手、洗脚、清洗会阴。

(2) 经常为老人洗头、剪指(趾)甲、理发、剃须。

(3) 口腔护理清洁无异味,皮肤护理无压疮。

(4) 为老人洗澡或擦身,每周1～2次。夏季气候炎热时,每日洗澡或擦身,并为老人每日擦席。

(5) 为老人整理床铺、翻晒被褥。

(6) 每周清洗床上用品(床单、枕套、枕巾、被套)1次,必要时及时更换。被褥、气垫、被单以保持清洁平整、干燥柔软。

(7) 每周洗涤内衣1次(夏季每日洗),每周洗涤外衣1次。必要时及时更换。

(8) 搀扶行走不便的老人上厕所,防止其摔伤。

(9) 视天气情况,每日带老人到户外活动或接受光照1～2小时。

(10) 饭菜、茶水供应到床边,按时喂饭、喂水、喂药等。

(11) 餐具和茶杯严格消毒,老人的毛巾、面盆要经常清洗,便器用后及时倾倒并定时消毒。

(12) 对痴呆老人根据情况定时巡视,防止随意外出或发生意外。

(13) 对易发生坠床、座椅意外的老人,应提供床栏、座椅加绳等保护器具,以确保安全。

(14) 为老人开展针对性的个体康复活动。

(四) 专护(特别护理)

(1) 早晨为老人漱口、洗脸、洗手、梳头,晚上为老人洗脸、洗手、洗脚、清洗会阴部。

(2) 经常为老人洗头、剪指(趾)甲、理发、剃须。

(3) 口腔护理清洁无异味,皮肤护理无压疮。对长期卧床而不能自主翻身的老人,定期翻身,变换卧位,检查皮肤受压情况,防止压疮发生。

(4) 做好老人大小便护理。对大小便失禁和卧床不起的老人,做到勤查看、勤换尿布、勤洗下身、勤更换衣被,保持老人清洁、无异味。

(5) 为老人整理床铺、翻晒被褥。

(6) 被褥、气垫、被单保持清洁、平整、干燥、柔软、无碎屑。

(7) 为老人洗澡或擦身,每周1～2次。夏季气候炎热时,每日洗澡或擦身,并为老人每日擦席。

(8) 搀扶行走不便的老人上厕所,防止其摔伤。

(9) 视天气情况,每日带老人到户外活动或接受光照1～2小时。

(10) 饭菜、茶水供应到床边,按时喂饭、喂水、喂药等。

(11) 提供24小时专门护理,确保各项治疗护理措施的落实。

(12) 细心观察并掌握老人饮食、起居及思想情绪、精神状态等情况。

(13) 对痴呆老人根据情况定时巡视,防止随意外出或发生意外。

(14) 餐具和茶杯严格消毒,老人的毛巾、面盆要经常清洗,便器用后及时倾倒并定时消毒。

(15) 对易发生坠床、座椅意外的老人,应提供床栏、座椅加绳等保护器具,以确保安全。

(16) 对患病老人严密观察病情变化,制定有针对性的护理措施,并做好记录,防止并发症的发生。

(17) 为老人开展针对性的个体康复活动。

第三节

护理交班本书写

■ 一、护理交班记录书写要求

(1) 交班记录每日书写,字迹端正,文字简练。

（2）记录书写连贯,无涂改及滥用简化字现象。

（3）记录应前后呼应,凡白班交班的老人,夜班要有观察记录,不可空项或缺记录内容。

（4）交班内容中不应中文、英文混合书写,若有出入量记录,应量化并注明单位。

（5）记录必须及时、准确、真实、客观。记录时间时,按 24 小时制记录,如下午 5:00 应记作 17:00。

（6）用蓝色钢(水)笔书写。

（7）记录者签全名。

二、护理交班本记录格式

（一）护理交班记录

一般情况下由楣栏、姓名栏、交班内容栏和签名栏四部分组成(表 3 - 10 - 1),按每日班次设置相应的交班列,如三班制,则需设置三列,二班制则设置二列,以便每班次护理员记录。

表 3 - 10 - 1 护理交班本记录格式

床号 姓名 诊断 ╲ 人员变动	（白班） 总人数____（人） 入院____（人） 出院____（人） 请假____（人） 转入____（人） 转出____（人） 死亡____（人） 病危____（人） 实际人数____（人）	（夜班） 总人数____（人） 入院____（人） 出院____（人） 请假____（人） 转入____（人） 转出____（人） 死亡____（人） 病危____（人） 实际人数____（人）
（姓名栏部分）	（交班内容部分）	

签名:_____　　　　　　　　　　　　签名:_____

（二）楣栏部分书写要求

（1）楣栏部分可设有老人的总人数、当日入院数、请假数、病危数、实际人数等项目。

（2）总人数＝昨日总人数－今日出院(死亡)人数－转出人数(本院)＋新入院人数＋转入人数(本院)。总人数不应减去请假人数。

（3）实际人数＝总人数－请假人数(暂请假回家、住院治疗)。

（4）要求填写完整,无空项,各项数字填写准确,不得涂改;当日项目中无数字变化的须画"0",不应留空格或画"/"。

（三）姓名栏部分书写要求

应如实书写老人的姓名、床号、诊断,此处的诊断应是医生为老人做的第一诊断。

（四）交班内容部分书写要求

1. 交班顺序　出院老人→入院老人→危重老人→特殊老人。

（1）离开生活区的,如死亡、出院、转出、请假等。

（2）新入住生活区的,如新入院、转入、返院等。

（3）重危患者。

（4）特殊情况,如高热、呕吐、腹泻、情绪不稳定等。

2. 出院老人书写方法　应表明何时、由何人领其出院(表3-10-2)。

表3-10-2　老人出院书写示例

床号 姓名 诊断　　人员变动	(白班)	(夜班)
	总人数　52　(人)　　入院　0　(人) 出院　1　(人)　　请假　0　(人) 转入　0　(人)　　转出　0　(人) 死亡　0　(人)　　病危　0　(人) 实际人数　51　(人)	总人数　52　(人)　　入院　0　(人) 出院　1　(人)　　请假　0　(人) 转入　0　(人)　　转出　0　(人) 死亡　0　(人)　　病危　0　(人) 实际人数　51　(人)
201床 张三 高血压病	今天上午10:20由其女儿办理出院手续	

签名:＿＿＿＿＿＿　　　　　　　　　　　　　　　签名:＿＿＿＿＿＿

3. 新入院书写要求

(1) 在楣栏新入院项内记录新入院老人的人数。

(2) 姓名栏内记录老人的姓名、床号、诊断。

(3) 在诊断下行居中部位用蓝笔标记"新"。

(4) 交班记录的内容栏内记录入院时间和方式(如步行、轮椅、推车等),目前主要存在的护理问题、护理措施及需注意观察的方面。

(5) 若无异常情况存在,新入院老人连续书写3日交班报告。

(6) 新入院老人连续书写3日交班报告,第2日、第3日书写时标明为入院第2日、第3日。如第4日老人仍有异常情况存在,则继续书写交接,至老人异常情况消失后再书写1日(表3-10-3)。

表3-10-3　老人新入院书写示例

床号 姓名 诊断　　人员变动	(白班)	(夜班)
	总人数　51　(人)　　入院　1　(人) 出院　0　(人)　　请假　0　(人) 转入　0　(人)　　转出　0　(人) 死亡　0　(人)　　病危　0　(人) 实际人数　52　(人)	总人数　51　(人)　　入院　1　(人) 出院　0　(人)　　请假　0　(人) 转入　0　(人)　　转出　0　(人) 死亡　0　(人)　　病危　0　(人) 实际人数　52　(人)
309床 李四 糖尿病 "新"	1. 入院时间与方式(如上午10:20由其女儿用推车送入院) 2. 目前主要存在护理问题(如老人入院时的主要不舒适主诉或护理检查时发现的问题) 3. 护理措施(针对护理问题实施的措施) 4. 需加强观察的主要方面	1. 入院时间与方式(如上午10:20由其女儿用推车送入院) 2. 目前主要存在护理问题(如老人入院时的主要不舒适主诉或护理检查时发现的问题) 3. 护理措施(针对护理问题实施的措施) 4. 需加强观察的主要方面

签名:＿＿＿＿＿＿　　　　　　　　　　　　　　　签名:＿＿＿＿＿＿

4. 病情危重老人的书写要求

(1) 在楣栏的"病危"项内填写病危老人的人数。

（2）在姓名栏内的诊断下行居中部位用蓝笔标记"※"。

（3）客观描述病危老人的症状及提供的护理措施。

5. 发生特殊情况的书写要求

（1）交班记录内容栏内如实描述老人出现异常情况的时间、客观症状表现及采取的护理措施。

（2）须加强注意观察及提供护理服务的内容。

6. 续页记录方法

（1）日班记录：当交班书写未写完需添页书写时，应在本页交班内容栏内的最后一行末尾注明"接下页"，在第2页的第1行交班内容栏内注明"承上页"，接着将交班内容继续写完（表3-10-4和表3-10-5）。

表 3-10-4　日班续页法示例 1

床号 姓名 诊断 ＼ 人员变动	总人数__51__（人）　入院__0__（人） 出院__0__（人）　请假__1__（人） 转入__0__（人）　转出__0__（人） 死亡__0__（人）　病危__0__（人） 实际人数__50__（人）	
8床 王五 糖尿病	×××××××××××××××× ×××××××××××××××× ×××××××××××××××× （接下页）	

签名：_____　　　　　　　　　　　签名：_____

表 3-10-5　日班续页法示例 2

床号 姓名 诊断 ＼ 人员变动	总人数__51__（人）　入院__0__（人） 出院__0__（人）　请假__1__（人） 转入__0__（人）　转出__0__（人） 死亡__0__（人）　病危__0__（人） 实际人数__50__（人）	
	（承上页）×××××××××××× ×××××××××××××××× ××××××××	

签名：_____　　　　　　　　　　　签名：_____

（2）夜班记录：因夜间老人身体出现异常情况，在白班交班报告内容栏不够书写时，须在该页内容最后一行末尾注明"接下页"，在第2页姓名栏内重新写上该老人的床号、姓名、诊断，再在相对应行内的交班内容栏内注明"承上页"，接着将报告写完（表3-10-6和表3-10-7）。

表 3-10-6　夜班续页法示例 1

人员变动 床号 姓名 诊断	总人数__51__(人)　　入院__0__(人) 出院__0__(人)　　请假__1__(人) 转入__0__(人)　　转出__0__(人) 死亡__0__(人)　　病危__0__(人) 实际人数__50__(人)	总人数__51__(人)　　入院__0__(人) 出院__0__(人)　　请假__1__(人) 转入__0__(人)　　转出__0__(人) 死亡__0__(人)　　病危__0__(人) 实际人数__50__(人)
301 床 赵六 高血压病	×××××××××××××××× ×××××××××××××××× ××××××	×××××××××××××××× ×××××××××××××××× ××××××(接下页)

签名:_____　　　　　　　　　　　　　　　签名:_____

表 3-10-7　夜班续页法示例 2

人员变动 床号 姓名 诊断	总人数__51__(人)　　入院__0__(人) 出院__0__(人)　　请假__1__(人) 转入__0__(人)　　转出__0__(人) 死亡__0__(人)　　病危__0__(人) 实际人数__50__(人)	总人数__51__(人)　　入院__0__(人) 出院__0__(人)　　请假__1__(人) 转入__0__(人)　　转出__0__(人) 死亡__0__(人)　　病危__0__(人) 实际人数__50__(人)
301 床 赵六 高血压病		(承上页)×××××××××××× ×××××××××××××××× ×××××××××

签名:_____　　　　　　　　　　　　　　　签名:_____

(五) 签名栏书写要求

(1) 交班记录由当班护理员书写,并签全名。

(2) 不应代写、代签。

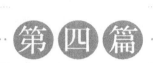

康复与急救技术基础

第一章

基本康复技术

学习目标

> 了解老年人基本的康复护理技术。
> 能够指导老年人进行生活活动训练。

引导案例

　　王先生,60岁。退休回家半年余,平素身体健康,无慢性病。王先生在单位工作期间,工作节拍比较紧凑,能与同事们和睦相处,生活作息较有规律。退休回家后,他很想参加一些文化娱乐活动来充实生活内容,但不知哪些活动比较适合自己。

　　问题与思考:请你提出1～2项适合王先生退休后的文化娱乐活动,并说出你为王先生建议此活动的依据。

　　应用医学知识,综合各种措施对老人进行早期、全面训练,常采用与日常生活活动有密切联系的运动、作业疗法等使老人逐渐康复,提高生活质量。如为防止老人肌肉萎缩和关节僵直,而对其肢体进行被动训练和按摩,做手脑结合的作业疗法训练,让老人能自主进食、穿衣、梳头、排泄等,并以整体观为目标,使老人所丧失的能力与信心能最大可能地恢复与重建,以达到最佳状态。

　　康复护理技术综合地运用医学、教育与社会的各种措施对老年人进行以功能训练为主的干预,尽可能改善其生理功能,提高生活质量。

■ 一、运动

运动能增强体质、改善功能、提高生活质量及预防并发症。

(一)主动运动

　　主动运动是由人体在完全不依靠外力辅助的情况下独立完成的运动。主动练习主要适用于3级肌力者(能抗重力,但不能对抗额外的阻力)。通过主动练习达到增强肌力、改善肢体功能的作用。

　　1. **关节活动**　伸展、旋转训练等。

2. 体位转换训练　仰卧、侧卧、坐位、立位、慢走等。

(二) 被动运动

被动运动是指患者肌肉不收缩,肢体处于放松不用力状态,整个运动完全依靠外力作用来帮

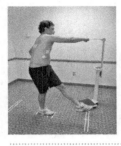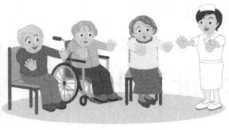

图4-1-1　运动锻炼

助人体完成的运动。外力可以是治疗器械或护理者徒手施加,也可以利用患者自身健侧肢体施加。由患者自身健康肢体协助进行的被动运动又称为自助被动运动。被动练习适用于0~1级肌力患者,通过适当的被动运动可以保持肌肉的生理长度和张力,保持关节的正常活动范围(图4-1-1)。

1. 关节活动

(1) 屈伸运动:屈和伸指关节绕冠状轴运动时,两骨相互靠近,夹角变小为屈,反之为伸。

(2) 内收外展运动:做离开身体正中线(肩、髋)或肢体正中线(指、趾)的运动外展,向反方向为内收。

(3) 旋转运动:肢体向内转动为旋内,向外转动为旋外。

(4) 环形运动:向后环转、向前环转。

2. 肌肉功能　给予肌肉一定刺激,如收缩运动训练、伸展运动训练。

注意:运动必须适量,即不产生心悸气促为度。

■ 二、推拿

推拿具有恢复体力、减轻疲劳、兴奋神经、调节功能、促进循环等作用,其手法有:

1. **滚法**　即半握拳状,以小鱼际肌和第4、5掌指关节按压于治疗部位,利用前臂来回旋转带腕关节做屈伸连续滚动按压(图4-1-2)。

2. **揉法**　即用手掌、掌根、鱼际肌、手指的指腹或前臂等在治疗部位或穴位上,通过腕关节柔和转动来带动手掌、手指或前臂的环形移动的手法(图4-1-3)。

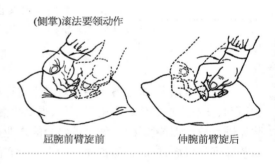

(侧掌)滚法要领动作

屈腕前臂旋前　　　伸腕前臂旋后

图4-1-2　滚法

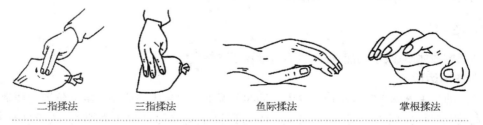

二指揉法　　　三指揉法　　　鱼际揉法　　　掌根揉法

图4-1-3　揉法

3. **捏法**　即用拇指与其他手指相对捏住肌肉或皮肤,循其走向边捏边向前推进的手法(图4-1-4)。多用于肩部及四肢。捏法能使皮肤、肌腱活动能力加强,改善血液和淋巴循环。

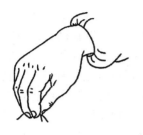

单手捏
用拇指桡侧缘顶住皮肤,
示指、中指前按,三指同时
用力提拿皮肤

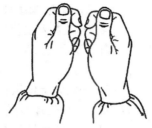

双手捏
双手交替捻动向前

图4-1-4　捏法

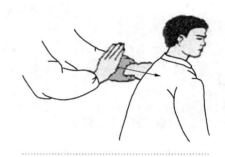

图4-1-5　拍法

4. **拍法**　用单手或双手,五指自然并拢,掌指关节微屈成虚掌,平稳有节奏地叩击体表,适用于肌肉痉挛及局部感觉迟钝等病症(图4-1-5)。

三、生活活动训练

生活活动训练是为了提高老人的生活质量,对生活不能自理或残疾的老人进行训练。

(一) 进食训练

(1) 将食物及餐具放在便于取放的位置,必要时将碗、盘用吸盘固定或嵌入饭桌上。

(2) 用健手握持叉子(匙),把叉子(匙)放进碗内,用叉子(匙)取适量食物放进口中,咀嚼、吞咽食物。

(3) 帮助老人用健手把食物放在老人手中,再由患手将食物放于口中,以训练健、患手功能的转换。开始训练时,健手托住患侧前臂近肘关节处,协助将食物送进口中。

(4) 当患侧上肢恢复一定主动运动时,训练完全用患手进食,开始训练时使用叉或匙(尽量选用长粗柄、匙面小、边缘圆、不易粘上食物的硬塑匙),而后逐渐改用筷子(2根筷子顶端用1根小弹簧连接起来)。

(5) 丧失抓握能力、协调性差或关节活动受限者,应将食具加以改良,如筷子加弹簧、使用盘档、加长叉和勺的手柄或将其用活套固定于手上、使用前臂或手掌支架(图4-1-6)。

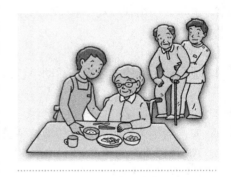

图4-1-6　自主进食训练

(二) 饮水训练

(1) 杯中倒入适量的温水,放于适当的位置。

(2) 可用患手持杯,健手轻托杯底以协助稳定患手,端起后送至嘴边。

(3) 缓慢倾斜茶杯,倒少许温水于口中,咽下。

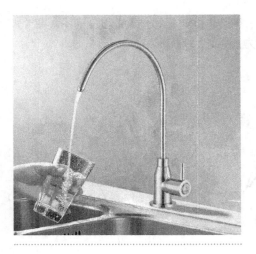

图4-1-7　自主饮水训练

(4) 双手功能障碍者用吸管饮水；震颤麻痹和共济失调患者则可在杯盖上开一小孔，插入吸管吸水，或使用挤压式柔软容器饮水(图4-1-7)。

(三) 排便、如厕训练

卧床患者床上使用便器时，患膝、患髋锁定在屈曲位，自己双手交叉抬高臀部(桥式运动)，就可进行便器的插进和拉出。抓握功能差者，可将卫生纸缠绕在手上使用。随着床上体位转移能力的增强和抓握功能的恢复，由他人协助逐步过渡到自己取放便器。

对于从轮椅转移到马桶排便的患者，马桶最好高于地面50 cm，且厕座的两侧必须安装扶手。①将轮椅靠近厕座，刹住车闸，双足离开踏脚板而后将其移开。②借助轮椅扶手支撑解开裤带，躯干交替向左右倾斜抬起臀部，顺势把裤子退到大腿中部。③以健手支撑轮椅椅面站起，然后握住厕座旁扶手，旋转身体坐在厕座上(双上肢均有力者，可一手按住椅面，另一手拉住马桶远侧的边缘，用两上肢支撑起两髋部后向马桶移动)。④调整身体坐姿，使两下肢位置摆放合适。

> **课后习题**

正常老年人康乐活动——游戏活动

［判断题］

1. 适当的棋牌活动可以锻炼大脑，减缓大脑的衰退。(　)
2. 老年人的棋牌活动一般不宜超过4小时。(　)

［单选题］

1. 适合老年人的文艺娱乐活动不包括(　)
   A. 琴棋书画　　　　　　　　　　B. 花鸟、棋牌
   C. 排球、足球　　　　　　　　　　D. 门球、桌球
2. 安排老年人的棋牌娱乐活动特别要注意的是(　)
   A. 选择棋牌的种类　　　　　　　　B. 指导活动进行
   C. 组织比赛　　　　　　　　　　　D. 时间不宜过长

协助老人活动的方法

［判断题］

1. 患者自己屈伸关节属于主动运动。(　)
2. 被动运动适用于肌力较好的患者。(　)

[单选题]

1. 被动运动可以（   ）
   A. 增强肌力
   B. 保持肌肉生理长度
   C. 增强关节活动范围
   D. 增强韧带力量

2. 对偏瘫老人进行进食训练时,开始选用的匙应该是（   ）
   A. 短柄、匙面小的不锈钢匙
   B. 长粗柄、匙面大的硬塑匙
   C. 短柄、匙面大的硬塑匙
   D. 长粗柄、匙面小的硬塑匙

第二章

初级急救技术

学习目标

> 了解老年人出血、烫伤、骨折、一氧化碳中毒等发生的原因。
> 能够对老年人出血、烫伤、骨折、一氧化碳中毒等现象进行现场急救。
> 熟悉心跳、呼吸骤停的临床表现并能准确判断。
> 能够对老年人进行心肺复苏的现场急救。

引导案例

　　李阿婆,75岁,有高血压史,平时常服降压药。某日服药后,李阿婆突感头晕,不慎跌倒,神志清楚,自诉右髋部疼痛。养老护理员发现老人右下肢疑似比左下肢略短。

　　问题与思考:当班的养老护理员应如何进行现场急救?

第一节

创伤止血急救

一、出血的分类

1. **动脉出血**　血液为鲜红色,随脉搏喷射而出,一般失血量较大。
2. **静脉出血**　血液为暗红色,一般缓缓流出,呈持续性。
3. **毛细血管出血**　血液为浅红色,由创面呈点状或片状渗出。

二、止血方法

1. **指压止血法**　用手指、手掌或拳头压迫伤口近心端的动脉,阻断血液流通,达到临时止血的目的(图4-2-1)。

2. **屈肢加垫止血法** 当前臂或小腿出血时,可在肘窝、膝窝内放以纱布垫或毛巾等,屈曲关节,用三角巾做"8"字形固定。注意骨折或关节脱位者不能使用(图4-2-2)。

3. **填塞止血法** 将消毒的纱布、棉垫等填塞、压迫在创口内,外用绷带、三角巾包扎,松紧度以达到止血为宜(图4-2-3)。

4. **绞紧止血法** 把三角巾折成带形,打一个活结,取一根小棒穿在带子外侧绞紧,将绞紧后的小棒插在活结小圈内固定(图4-2-4)。

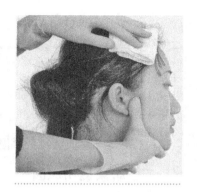

图4-2-1

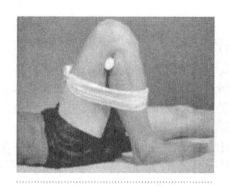

图4-2-2 屈肢加垫止血法

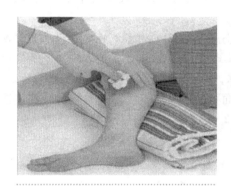

图4-2-3 填塞止血法

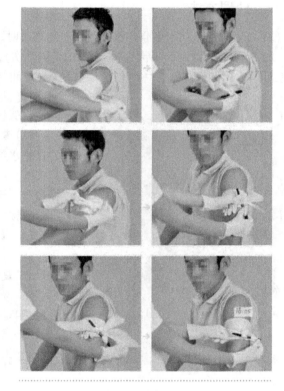

图4-2-4 绞紧止血法

三、注意事项

(1)指压止血法是简便而有效的急救措施,但不能持久,故应同时结合伤口的加压包扎,钳夹或结扎止血。

(2)上止血带部位要准确,应扎在伤口的近心端,并应尽量靠近伤口。注意前臂和小腿不适宜扎止血带法,因动脉常走行于两骨(前臂尺、桡骨、小腿胫、腓骨)之间,所以止血效果差。

第二节

烫 伤 急 救

■ 一、定义

烫伤是指机体直接接触高温物体或受到强烈的热辐射而导致人体发生的变化。

■ 二、居家烫伤原因

常为开水、热饮料、稀饭、热汤、烹饪不慎等导致烫伤。

■ 三、处理方法

(1) 创面降温：立即用凉开水持续冲洗约半小时，至疼痛减轻。

(2) 对烫伤创面浅而不大(一度、浅二度烧烫伤)，可在创面冲洗后，拭干，迅速涂抹烫伤油膏(居家可用食用油代替)，切忌给创面涂抹牙膏、酱油、肥皂等，以防感染。如果烫伤面积较大且深(深Ⅱ度、Ⅲ度烫伤)，应在创面经凉水冲洗后，用清洁敷料包裹保护创面，送往医院救治。

(3) 烫伤引起水疱并明显感觉疼痛者，可用消毒后的针把水疱挑破引流，注意不可将水疱皮撕去(可以保护创面)，以防细菌侵入而发生感染。如严重烫伤，衣服和表皮粘连者，可用剪刀剪开衣服，防止蹭掉皮肤，然后送医院救治。

(4) 烫伤患者常有口渴症状，可让患者少量多次饮用淡盐水，以补充血容量，防止休克。切忌给患者喝白开水、矿泉水，以免引发脑水肿和肺水肿等并发症。

(5) 大面积严重烫伤者立即送有烫伤专科的医院救治(图4-2-5)。

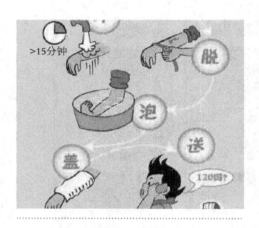

图4-2-5　烫伤急救五步法

第三节

骨折的急救及护理

■ 一、定义

骨折是骨结构连续性的中断。可发生于骨、骨骺板或关节。

■ 二、常见原因

(1) 机体负荷量及负荷类型的变化。

(2) 骨结构的改变，如老年人骨质疏松等。

(3) 用力不当、摔跤、坠床等。

三、初步判断

受外力作用后,肢体某个部位发生疼痛剧烈、畸形或活动受限、可闻及骨擦音,基本可以判断有骨折的可能。需经线摄片可确诊(图4-2-6、图4-2-7)。

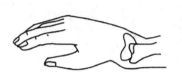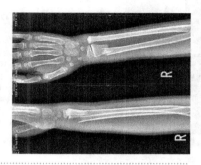

图4-2-6　尺桡骨骨折(Colles骨折)

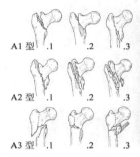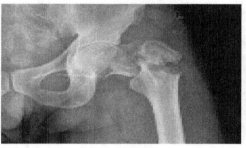

图4-2-7　股骨颈骨折

四、骨折急救三大原则

(一) 抢救生命

优先处理危及生命的合并症,如大出血、休克、脏器损伤等。同时需注意避免骨折端在移动时导致更多的软组织、血管、神经或内脏损伤。

(二) 骨折固定

固定可以止痛,防止功能损伤及并发症产生。

1. 非开放性骨折固定方法

(1) 可以用木板缚在患肢一侧。

(2) 在木板和肢体之间须垫上松软衬垫,再用绷带固定。

(3) 固定松紧要适度。

(4) 木板须长出骨折部位的上下两个关节,并要做超过关节的固定,以达到有效固定的目的。如果家中没木板,可用树枝、擀面杖、雨伞、报纸卷等物品代替。

2. 开放性骨折

(1) 出血严重者,用消毒纱布压迫局部(避免创口污染),止血后再在纱布外用平板固定。

（2）若骨折端已戳出创口,并已污染,但未压迫血管神经时,不应立即复位,以免将污染源带进创口深处,导致感染(图4-2-8、图4-2-9、图4-2-10)。

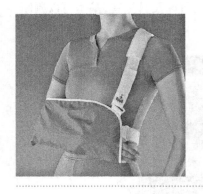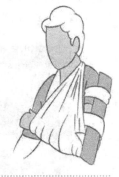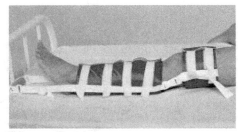

图4-2-8 上肢骨折固定   图4-2-9 下肢骨折固定

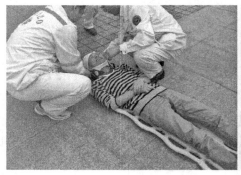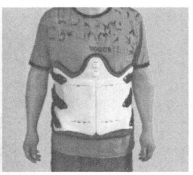

图4-2-10 脊柱骨折固定

（三）急送医院诊治
按需进行复位、固定、牵引、手术等治疗。

■ 五、护理措施

1. 对夹板固定者
（1）抬高患肢,密切观察患肢血液循环。如有剧痛、严重肿胀、青紫、麻木等应及时处理。
（2）指导和帮助患者有步骤地进行功能锻炼。

2. 对石膏固定者
（1）抬高患肢,注意有无受压症状,随时观察指或趾端血液循环,如皮肤颜色、温度、肿胀、感觉、活动情况,有变化时应及时处理。
（2）生活上给予帮助,防止粪、尿浸湿石膏,保持被褥平整、清洁及干燥,防止发生压疮。暴露部位注意保温。
（3）患者能下床前,帮助翻身至少每日4次并提醒或指导患者做石膏内的肌肉收缩动作。

3. 加强功能锻炼
（1）向伤者说明功能锻炼的重要意义,调动其积极性。

（2）活动量要注意循序渐进，按护理计划进行。

（3）鼓励做主动运动，禁止强加的被动运动或揉捏。

（4）截瘫患者按截瘫专科护理。

第四节

一氧化碳中毒急救

■ 一、定义

一氧化碳中毒是含碳物质燃烧不完全时的产物经呼吸道吸入导致人体中毒。

■ 二、中毒机制

一氧化碳与血红蛋白的结合形成碳氧血红蛋白，使血红蛋白丧失携氧的能力，造成人体组织窒息。因一氧化碳与血红蛋白的亲和力比氧与血红蛋白的亲和力高 200～300 倍。

■ 三、临床表现

1. **轻度中毒（碳氧血红蛋白饱和度 10％～30％）** 头痛、乏力、劳动时呼吸困难。

2. **中度中毒（碳氧血红蛋白饱和度 30％～40％）** 有头部搏动感、恶心、呕吐、头昏、视力模糊，可有晕厥。

3. **重度中毒（碳氧血红蛋白饱和度大于 40％）** 皮肤黏膜呈樱桃红色，心率加快，潮式呼吸，肌张力增高，神志模糊，惊厥乃至昏迷，可导致呼吸、循环抑制。

■ 四、急救原则

1. **迅速脱离中毒环境** 急救者选取低姿或俯伏进入中毒现场，立即打开门窗，使空气流通。将患者迅速移至空气新鲜、通风良好处，保持呼吸道通畅，有条件的尽快给予吸氧。

2. **转运** 清醒患者，保持呼吸道通畅，有条件应持续吸氧；昏迷患者，除持续吸氧外，如有条件，可开放气道，高流量吸氧。

3. **院内处理** 纠正缺氧。

（1）吸氧：吸含 5％二氧化碳的氧气，吸氧流量为每分钟 8～10 L。

（2）高压氧治疗：高压氧可加速碳氧血红蛋白的解离，促进一氧化碳清除，其清除率比未吸氧时快 10 倍，比正常吸氧快 2 倍（图 4－2－11）。

4. **保持呼吸道畅通** 必要时气管插管，气管切开，人工机械通气，呼吸抑制时应用呼吸兴奋剂。

5. **防治脑水肿** 常用 20％甘露醇，同时加用糖皮质激素（地塞米松）和利尿

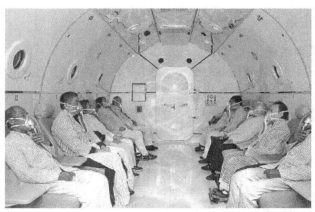

图 4－2－11 高压氧舱

剂(呋塞米)可增加治疗脑水肿的疗效。

6. **降温疗法**　物理降温(肛温保持为 32 ℃)或冬眠疗法。

7. **促进脑细胞功能恢复**　应用葡萄糖、B 族维生素、三磷酸腺苷、细胞色素 C 等。

第五节

初级心肺复苏术

处置时应首先评估现场环境安全,然后按照以下流程进行规范性操作。

(1) 意识的判断:用手轻拍患者双肩,问:"喂!你怎么了?"患者无反应。

(2) 判断有无动脉搏动:常用右手的中指和示指从气管正中环状软骨划向近侧颈动脉处按压 5～10 秒,发现搏动消失(即提示患者心脏停搏)。

(3) 同步检查呼吸:听呼吸音并观察胸部起伏 5～10 秒,提示患者无呼吸。

(4) 判断患者呼吸、心搏骤停,紧急呼救。

(5) 松解患者的衣领及腰带。

(6) 胸外心脏按压(circulation, C):左手掌根部紧贴患者胸骨中下 1/3 处,两手重叠,五指翘起,双臂伸直,垂直用力下压;按压深度 4～5 cm,频率为 100 次/分。

(7) 打开气道(airway, A):清除口腔及气道异物,有义齿须取出。开放气道方法有仰头抬颌法、仰头抬颈法、托下颌法。

(8) 人工呼吸(breathing, B):充分开放气道,施救者一手捏住患者鼻孔,深吸气,用力向患者口内吹气,然后放松鼻孔;每次送气 700～1 000 ml;频率为 10～12 次/分。

(9) CPR 5 个循环(约持续 2 分钟):每个循环胸外心脏按压次数与人工呼吸比为 30∶2。

(10) 判断复苏是否有效:触摸是否有颈动脉搏动,判断自主呼吸是否恢复、散大的瞳孔是否缩小、末梢血液循环是否改善(如口唇红润)等。若患者状况无改善,继续做 CPR 循环至专业救护人员到达开展进一步生命支持。

课后习题

出血

[判断题]

1. 毛细血管出血表现为血液为暗红色,血液缓缓流出。(　　)

2. 动脉出血一般出血量大。(　　)

3. 指压止血法为简单而有效的急救措施,但不能持久。(　　)

4. 指压止血法是用手指、手掌或拳头压迫伤口远心端的动脉。(　　)

[单选题]

1. 血液为浅红色,由创面呈点状或片状渗出,可能是(　　)

  A. 毛细血管出血　　　　　　　　　　B. 动脉出血

  C. 静脉出血　　　　　　　　　　　　D. 难以断定

2. 一般情况下,( )出血量比较大
    A. 毛细血管出血   B. 动脉出血
    C. 静脉出血   D. 难以断定

3. 止血带止血应注意( )
    A. 扎在伤口远心端,尽量靠近伤口
    B. 扎在伤口远心端,尽量远离伤口
    C. 扎在伤口近心端,尽量靠近伤口
    D. 扎在伤口近心端,尽量远离伤口

4. 指压止血法主要适用于( )
    A. 毛细血管出血   B. 动脉出血
    C. 静脉出血   D. 难以断定

烫伤

[判断题]

1. 烫伤后的创面应尽早涂抹有效药物达到早期治疗目的。( )

2. 烫伤后现场应立即脱离烫伤源,局部表面快速降温,以终止热力对组织的继续损伤。( )

[单选题]

1. 一般烧烫伤急救,为终止热力对组织的继续损伤,应将伤部在自来水龙头下冲(或浸泡在井水、自来水中)快速降温( )为好
    A. 10 分钟   B. 20 分钟   C. 30 分钟   D. 40 分钟

2. 烧烫伤现场急救的错误措施是( )
    A. 脱离烫伤源,局部降温
    B. 在送医院前应保护好伤口,防感染
    C. 创伤部位不宜涂抹任何烫伤药物
    D. 烫伤后出现的水疱应放水,必要时去除疱皮

骨折

[判断题]

1. 老年人跌倒后感到局部肿痛、行走困难即可诊断为骨折。( )

2. 外伤后局部疼痛和压痛、肿胀、畸形、功能障碍即可诊断为骨折。( )

3. 在骨折急救时应遵循先固定后止血再包扎的原则。( )

4. 在骨折急救固定时,应遵循先止血后包扎再固定的原则。( )

[单选题]

1. 老年人跌倒后,发现双下肢长短不对称,下述( )的可能性最大
    A. 中风   B. 脱臼   C. 下肢骨折   D. 肌肉痉挛

2. 下述( )不能作为骨折的诊断依据之一
    A. 疼痛和压痛   B. 局部流血   C. 肿胀和畸形   D. 功能障碍

3. 骨折部位不得随意移动,尤其是( )骨折

A. 股骨颈   B. 髌骨   C. 椎骨   D. 上肢骨

4. 下述哪项是错误的骨折急救措施(   )

    A. 夹板长短与肢体长短相对称

    B. 骨折部位不得随意移动

    C. 骨折突出部分先固定上下两关节,后固定骨折上下端

    D. 严密观察生命体征变化

噎食

[判断题]

1. 为不能自行进食的老年人喂食时,喂食速度要适当加快。(   )

2. 如发现老年人进餐中出现呛咳,应劝阻老年人停止进餐,让老年人少量饮水,或轻拍老年人的背部,以利于老年人停止呛咳。(   )

3. 进食时突然不能说话,严重呛咳,应考虑可能发生了噎食。(   )

4. 严重的噎食可能会导致患者死亡。(   )

5. 噎食现场急救措施得当,可以使很多患者脱离危险。(   )

6. 患者发生噎食应尽快送往医院。(   )

[单选题]

1. 患有(   )的老年人,吞咽功能障碍更突出

    A. 泌尿系统疾病   B. 心血管意外

    C. 脑血管病后遗症   D. 胃肠系疾病

2. 为老年人喂饭,措施不恰当是(   )

    A. 不含饭说话   B. 每次送入口中的食物不宜太多

    C. 速度要快   D. 温度适宜

3. 下列哪项不属于噎食的临床表现(   )

    A. 心前区疼痛   B. 呛咳   C. 面色青紫   D. 呼吸困难

4. 噎食的首要表现一般不会(   )

    A. 呛咳   B. 突然呕吐

    C. 突然不能说话   D. 出现窒息的痛苦表情

5. 噎食现场急救的关键是(   )

    A. 找到医生或护士   B. 给患者喝水咽下食物

    C. 有效清除口咽部食物   D. 人工呼吸

6. 海姆立克急救法救治噎食时施救者的手应置于(   )

    A. 胸骨上 1/3   B. 胸骨下 1/3

    C. 胸骨之下   D. 肚脐处

跌倒

[判断题]

1. 老年人意外伤害的首要原因是跌倒。(   )

2. 老年人轻微的跌倒也可能会出现合并症,导致死亡。(   )

3. 发现老年人跌倒一定要立即报告医护人员或家属。（　　）

4. 发现老年人跌倒应立即扶起。（　　）

[单选题]

1. 老年人跌倒的伤害不太可能包括（　　）

    A. 瘀肿或撕裂伤　　　　　　　　　　　B. 髋关节骨折

    C. 硬脑膜下出血　　　　　　　　　　　D. 脑血管栓塞

2. （　　）是老年人意外伤害的头号杀手

    A. 烧伤　　　　　　B. 跌倒　　　　　　C. 车祸　　　　　　D. 溺水

3. 发现老年人跌倒要首先（　　）

    A. 检查有无出血　　　　　　　　　　　B. 检查有无骨折

    C. 观察患者的意识　　　　　　　　　　D. 拨打急救电话

4. 发现跌倒老年人的耳、鼻有清水样分泌物流出,考虑是（　　）

    A. 鼻腔分泌物过多　　　　　　　　　　B. 颅骨骨折

    C. 出血的前兆　　　　　　　　　　　　D. 耳鼻内有炎症

初级心肺复苏术

[判断题]

1. 个体突然意识丧失、大动脉波动消失,即可确立心搏骤停的诊断。（　　）

2. 反复听诊心音消失或心电图显示一直线即可确定心搏骤停。（　　）

3. 发现心跳、呼吸骤停,应一面呼救一面进行心肺复苏。（　　）

4. 心肺复苏的第一步是心脏按压。（　　）

5. 心肺复苏的有效指征是恢复自主呼吸心跳。（　　）

[单选题]

1. （　　）不是心跳、呼吸骤停的判断依据

    A. 意识丧失　　　　　　　　　　　　　B. 大动脉搏动消失

    C. 呼吸不规则已停止　　　　　　　　　D. 体温 39 ℃

2. 观察心肺复苏是否有效,下列不正确的是（　　）

    A. 出现自主呼吸　　　　　　　　　　　B. 摸到大动脉搏动

    C. 测到正常血压　　　　　　　　　　　D. 面色转红润,瞳孔缩小

3. 进行心脏按压时,患者应（　　）

    A. 仰卧在弹簧床上　　　　　　　　　　B. 平卧在桌面上

    C. 平卧在平地或硬板上　　　　　　　　D. 仰卧在担架上